U0140223

臺北榮總傳統醫學主治醫師&榮景中醫診所院長 **吳景崇**

高雄市立聯合醫院中醫科主任 **戴滋慧**

高雄市立中醫醫院針灸科主任 **徐樺宗**──合著

40年
臨床經驗

中西醫互補
根治癌症

中西醫共治，讓慢性病化的
癌症得到更好的療效！

CONTENTS
| 目錄 |

Part 1.
癌症中西醫
互補療法總論

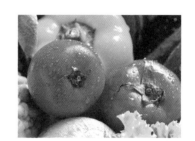

【臨床實證】
Part 2 9大癌症中西醫互補療法個論

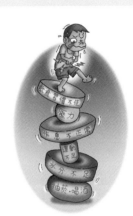

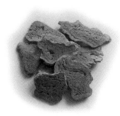

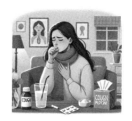

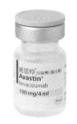

乳癌

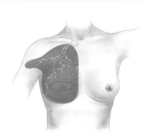

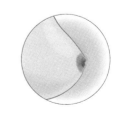

個論 4

肝癌

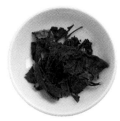

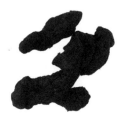

個論 5

胃癌

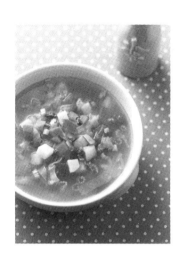

胰臟癌

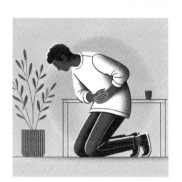

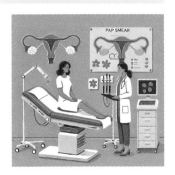

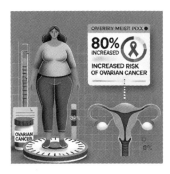

9 子宮內膜癌

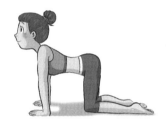

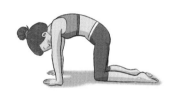

主題目錄：九大癌症臨床病例參考速查

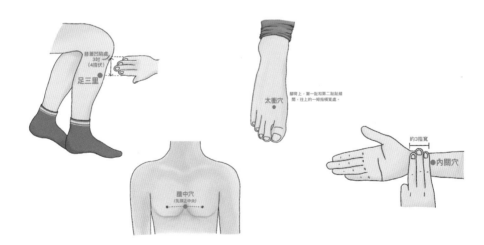

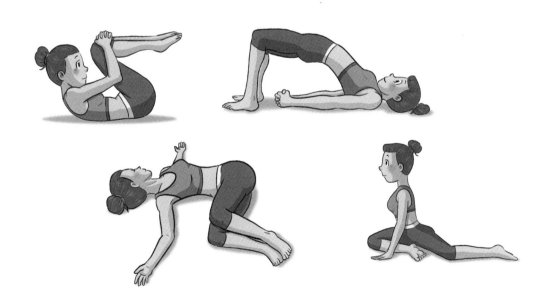

獻身癌症互補療法數十載
醫病之福

林昭庚教授（中央研究院院士）

　　吳景崇醫師是我大學及研究所同窗，數十年來同學之誼，深知他心地善良，待人誠懇，極好關心別人，做事努力不懈，這正是為醫者的最佳內涵。

　　在學期間由於家世的關係，對中醫藥學識追求勤奮有加。當年我服務於台北榮總針灸科時，因院方欲派我前往沙烏地阿拉伯醫療支援，去或不去有些掙扎，景崇兄鼓勵我一定要去。數十年來，中醫藥受到國際的重視，果真蔚為蓬勃的局面。景崇兄後來赴美進修時，我因公訪美抽空至洛城，由景崇兄載我去聖地牙哥拜訪中醫耆老巫水生，沿途傾聽他多年來在癌症互補療法（CAM）的心得，至為訝異，瞬間的念頭邀他返國為癌症病人服務，年後果真返國，先後在高雄醫學大學附設中和紀念醫院、高雄榮總傳統醫學中心及台北榮總傳統醫學部的中醫臨床數十年來，利用中草藥的臨床為癌症病人服務，豐碩傲人，今將其經驗匯集成書，作為中醫界癌症臨床治療的莫大助益。

　　本書內容記載許多中草藥在臨床的應用，更期待醫藥界及企業的聯合共同開發，探討對癌症作用的機制（Mechanism），則本書將為臨床與科技開發的更上一層的價值。

　　樂於為本書作序推薦，於私為同學之誼，於公為中醫界開啟未來發展之窗。

家學淵源 學貫中西 集其大成

賴基銘教授（台灣癌症基金會執行長）

　　在台灣，能參透「癌症中西醫互補療法」的專家，而且被中醫界及西醫界大老相繼推崇的，吳醫師是少數幾位之一。吳醫師在中醫的造詣，可說是家學淵源，從小就經常隨母親回到老中藥行的舅舅家，有機會接觸各類中藥材，並且對各項疑難雜症耳濡目染，因而打下日後中醫藥堅實的基礎。

　　大學時就讀中國醫藥學院中醫系，科班出身的他，先是勤讀古書，對針灸多所涉獵，後經西醫前輩親身指導，如杜聰明博士（台灣第一位西醫醫學博士），授予中西醫整合的精髓與概念，認為中醫必須科學化，雖然有些理論不符合科學，但仍具有實際療效，有待研究開發；其才華深受大師激賞，進而獲贈一幅對聯：「可人遊寺寫翰帛，有師鳴弓射大黃」，作為鼓勵。在住院醫師及主治醫師養成階段，還受教於郭宗煥內科院長的臨床經驗傳承與指導，使得功力大進，對往後中西醫互補療法的開拓，有了更深的體驗。

　　1986 年他赴美進修，並任教於 SARMA 中西醫科大學，開始深入瞭解美式的 CAM（Complementary and Alternative Medicine，互補及另類醫療）在癌症治療上的應用，累積十多年的經驗。同時，他還參酌 CAM 在猶太人及歐洲族裔之間的使用概況，並經常造訪美墨邊境「提華納市」自然療法的大本營，從事經驗交流，讓中西醫整合更融會貫通，而集其大成。

他歸國後，我有幸和他共同研究尿提取物 CDA-2 的臨床觀察，深知癌症病人在末期絕望之際，中西整合不失為另一種選擇，特別是使用 CAM 時，必須要在理論基礎（藥物作用的機制）已清楚的情況下方才使用，並藉助後續的臨床試驗進一步驗證，始能符合現代醫學的要求。醫學是不斷演進的過程，中西藥互補的抗癌理論已逐漸明朗，癌症採取中西醫互補療法將會是未來的方向。

吳醫師將其多年累積的經驗及智慧，轉化為淺顯易懂的文字，相信病人和家屬對中西醫整合治療會有更多的認識和瞭解，但是每個病人狀況不同，治療還是要徵詢專業的意見，然就書論書，吳醫師這本著作，是他臨床經驗的精華，值得推薦閱讀。

醫術精湛 益師益友
樂於提攜後進

陳方佩教授
（國立陽明交通大學傳統醫藥研究所教授兼所長）

　　談癌色變，癌症依然是現代疾病之首，癌症療法不斷推陳出新，但是存活率仍讓人們憂心，必須非常小心的配合醫師安排，忍受化放療的痛苦，以及生活飲食的調整。

　　因此借重中醫「扶正祛邪」療法，已是世界潮流。作者累積數十年以中西醫整合方式治療癌症病人的經驗，完成一本內容豐富，涵蓋各種癌症的中醫輔助療法，值得醫事人員和社會大眾參閱。

　　認識作者十多年，那是景崇主任自美返台後在高雄榮總中醫部門任職時，由於求診者眾多，口碑甚佳，經好友極力推薦而興起參訪學習之旅。權威一方的名醫，親切溫煦、和善樂道，無論生涯規劃、教學發展與舉才，不吝指導，句句懇切、細說分明。尤其在癌症整合照顧上，有許多來自美國行醫的經驗與做法，因而力邀到臺北榮總做交流與約診；一方面指導年輕醫師，也不時可在北榮和陽大上課，給予西醫師精湛的中醫講解。景崇主任一經允諾，就堅持十數年，每週一次北高往返，不言辛苦，不言報酬，總是以沉穩熱切的口吻，指導病人和家屬，如何服用中藥，如何強化營養和膳食。每週二上午，一早

就有病人前來指定看診，到中午而欲罷不能，且往往有各科轉診來的癌症病人，請求加號。

今此書完稿，囑我為序，甚感榮幸，並由衷感謝主任多年來之南北奔波，為北榮的付出，內心深以為記！景崇主任侍母至孝，對人重情重義，對學生不吝傾囊而教，並長年鼓勵同仁攜家遊覽綠世界，接近大自然，著重養生之道，是益師益友的長輩學者。

主任對此書非常用心，不論西醫或中醫，搜集各種科學證據，搭配食療與中藥，值得關心癌症的讀者人手一本，仔細展讀必會收穫滿滿，照顧自己也照顧家人與親友。本書包括肺癌、乳癌、大腸癌等 9 大常見癌症整合治療與中醫調養，預期此書將帶給學界和社會大眾的喜愛，甚且列為教科書籍！謹此祝福景崇主任，身體康泰，事事如意，繼續造福病友和學界！

創癌症中西醫整合門診 居功厥偉

龔彥穎醫師（臺北榮總傳統醫學部部主任）

　　吳景崇院長是我非常敬佩的仁醫與老師。由於醫學中心癌症病人越來越多，為服務和幫忙癌症患者，十多年前臺北榮總開始設立癌症中西整合門診，由前部主任陳方佩教授延請當時任職於高雄榮總的吳主任至臺北榮總開立整合門診。一方面以中西互補經驗服務病患，另一方面藉由吳院長的豐富學養帶領本部醫師增強對中西醫互補癌症治療的功力。吳院長除了臨床經驗豐富，對後進教學更是不藏私傾囊相授，如今台北榮總除了中西醫癌症整合門診之外，也有癌症住院病患的中醫會診專案，需求人數成長中，吳院長居功厥偉。

　　欣聞吳院長將他三十多年來治療癌症的心得整理成書。內容第一章即提綱契領，列出常用抗癌中藥，接下來分享有助減輕化療和放療副作用的使用中藥分類，同時提供防癌抗癌飲食（含藥膳、西醫營養學研究有益之天然物和禁忌）、生活作息和情緒的調整等，可說從全方面身、心、靈照顧癌症病患，把多年經驗完全分享在書中。在個論方面，他將各癌症的西方醫學知識完整介紹，再談如何將中醫介入互補治療，配合飲食與生活運動調整，達到最佳的互補治療效果。個論每章最後都會提供一個案例，教導後進如何使用科學中藥和飲片，展現實戰經驗。

　　很高興有此榮幸推薦吳院長的著作。這本書對中醫師、西醫師和病人都是非常實用的好書。

集一生行醫精髓
嘔心瀝血之作

阮麗蓉 博士
（中央研究院基因體研究中心研究員）

　　在現代醫學的陽光下，我們時常追尋著更完善的治療之道，試圖尋找身心靈的平衡。本書是吳景崇醫師匯聚心血的中西醫合併治療癌症傑作。

　　中醫博大精深，宛如一條千年江河，深刻地影響著我們的健康觀。有句俗語道：「西醫治人生的病，中醫治生病的人。」中醫所包含的豐富哲學，不僅僅是醫學，更是人生之道。《素問‧四氣調神大論》中提到：「是故聖人不治已病治未病，不治已亂治未亂。」這樣的智慧彰顯著中醫的獨特治療理念，提醒我們不可等到病已成而後藥之，亂已成而後治之。

　　吳景崇醫師是筆者的表舅，更是中醫世家的傳人。筆者母親家族為屏東縣東港鎮茂豐居中醫世家，歷史悠久，已傳承了兩百多年。筆者外公洪棠煜先生更是一位著名的中醫師，留下了不可磨滅的醫學印記。吳景崇醫師承襲了這豐厚的家學，不僅一脈相承，更以豐富的西醫經驗為基石，學貫中西，懸壺濟世。

　　這本書結合了中西醫學的精華，呈現了吳醫師一生行醫的精髓，

造福眾生。內容豐富而知識淵博，條理分明且相當實用。特別是在對抗癌症的課題上，書中不僅總論了中西合璧的療法，更以九大癌症為章節，從大腸癌到子宮內膜癌，細緻探討不同癌症的中西醫治療方針。

本書的主旨是以臨床癌症為核心，中西醫互補，以西醫治療為主，並以手術、化療及放療為原則，輔以中醫藥治療，以減輕副作用，提升治療效果。如此綜合治療理念，不僅體現了吳醫師的豐富經驗，更為癌症患者帶來了新的治療選項。

在現代醫學不斷發展的今天，本書猶如一線曙光，為我們指引了一條更全面、更人性化的癌症治療之路。

視病如親 仁心仁術 病友之慰

胡忠銘牧師

（台南神學院院長）

　　欣見博學多聞，擁有中西醫執照，並獲得美國醫學博士學位，長年致力於中西醫互補療法研究，且從事臨床醫學有成，透過懸壺濟世，造福國內外無數患者，又勤於筆耕的吳景崇醫師將出版鉅著，拜讀之後，深感吳醫師是一位醫術與學術均備的仁醫，委實令人敬佩！

　　因基督教信仰之故，在高雄德生教會牧會 21 年間（1998-2019），有幸於德生教會聚會的吳醫師認識，進而熟識。從其信仰所流露出的言行舉止足以讓人感受到，吳醫師是位生性溫和、平易近人、謙恭有禮、樂於助人、為病人解惑、減輕病痛之良醫。每當有身體不適，特別是癌症纏身，難過不已的教會信徒於禮拜結束後，就近趨前求教或前往其所服務的院所掛號就診時，吳醫師總是不厭其煩地詳加解說，藉此給予患者身心靈上相當大的支持和鼓勵，從中所流露出的仁心仁術與視病如親之舉止，讓人欽佩不已！

　　吳醫師在其大作序言中清楚論述本書之旨：「…對癌症病人的治療仍以西醫治療為主，手術、化療及放療為原則，輔以中醫藥的治療，以減輕其副作用，並加強癌症治療的臨床效果。並強調本書立論在拋磚引玉，吳醫師所創之中西醫互補療法為民眾健康帶來莫大的貢獻。

　　從吳醫師的著作中感受到「生、老、病、死」是人生的四大苦事，儘管沒有人願意生病，然而絕大多數的人在一生當中幾乎都會經歷各種不同的病痛，甚至有不少人在經過長時間的煎熬之後，才隨著肉體的死亡而終止病痛，特別是罹患癌症或惡性腫瘤之患者更是如此。感謝的是，這本書提供了諸多減輕痛苦的具體論述和方法，對於醫學界與癌症患者，可謂是一大貢獻與福音。

不要叫左手知道右手所做的

陳臣乾 海軍備役上校
（高雄市忘年讀書會會長）

　　鄰居好友林水城庭長（時任臺灣高等法院高雄分院刑事庭庭長，現退休轉任律師）有一天告訴我：吳醫師不僅是名醫而且是大善人！因為我一位大學同學的同事得癌症，我介紹他去掛童綜合醫院門診的中醫吳醫師看病，這位同學馬上反問是吳景崇醫師嗎？他說他早已耳聞這位名醫，他有位朋友得到肝癌腹部腫脹很嚴重去找吳醫師看診，因為病情需要服用水煎藥，但這位朋友考量自己的經濟狀況，因此就自動放棄治療。但沒想到過一段時間吳醫師主動電話關心病情嚴重為甚麼沒來看診？這位朋友才說出經濟狀況不佳，以致不敢奢求繼續就醫⋯吳醫師說醫藥費不是問題，看好病最重要，因此免費為這位病人看病。所以我才會說：吳醫師不僅是名醫而且是大善人！我將此事向吳醫師求證，沒想到吳醫師用聖經的話語告訴我：「⋯不要叫左手知道右手所做的」意思不要問。

　　話說吳醫師當年自行開立診所，由於醫術高明，病患人數眾多，收入頗豐。有一年聖誕節前夕有位病人跪在診所門前向吳醫師說出感謝的話，當時吳醫師很驚訝不知道發生什麼事？原來這位病人感謝吳醫師看診將他的診療費夾在藥袋內退還（當年政府尚未辦理健康保險）非常感動，而關鍵人物就是吳夫人知道這位病友家境不佳，而主動伸出協助，本以為行善不為人知，沒想到這位病友感念恩澤的行為，讓

大家嚇到了！如《聖經》〈馬太福音〉第六章第3節：「你施捨的時候，不要叫左手知道右手所做的」，吳夫人的行為沒讓吳醫師知道，而這種善行確實影響著吳醫師一生，記住要善待病患。

吳夫人林鈺瑛女士，是一位能幫夫的女性，心地善良，生活樸實，藉著敏銳的觀察，有技巧、有智慧的協助吳醫師周遭的人情世故。記得有次我到診所看病，第一次看到吳夫人，稱呼她「醫生娘」，卻說這樣稱呼不對，要改稱呼「大嫂」，理由是我與吳醫師像兄弟般的熟，且吳醫師比我年長，稱「大嫂」才對。那是當年吳醫師從美國返台在台南永康執業，而吳夫人回台探親與我第一次見面的事。讓我認識到所謂「賢內助」的意涵，在她相夫教子之下，吳醫師的事業及兒女的成就都非常成功。

吳醫師生長在中醫世家，尤其是母親娘家「茂豐居中藥舖」其先祖早在清嘉慶年間就在東港開舖行醫至今有兩百多年歷史。年幼時舅父更是看中其資材，有意栽培，舉凡中醫藥製作、把脈問診、熟讀線裝醫書，均用心教導。因此首選考上中國醫藥學院中醫系，是全家族的期盼，後繼有人。

中醫系在中國醫藥學院是中西醫課程雙修，畢業後必須考取中西執照才能行醫，當年西醫比較夯，因此許多中醫系畢業的學生，大多有西醫執照後就轉換西醫跑道。而吳醫師也不例外，曾在台北鐵路醫院、三軍總醫院服務過；尤其受建成綜合醫院創院院長之託接掌該院，三十多歲就成為綜合醫院院長，壓力相當大，為了在西醫領域紮根，幾乎每天利用晚上閒暇時間與當時醫界名醫郭宗煥教授討論各科住院病患的醫療方式，從病患的生理、病理進到用藥的治療方式，相對傳授吳醫師極為豐富的臨床經驗，對後續應用在中醫治療癌症，西醫醫

學紮實的理論基礎相當重要。

中醫是吳醫師一生的志業，在台北市是第一位用中、西醫醫師身分開業的醫師，既看西醫也看中醫，完全取決於哪種治療方式對病患最佳。後來因緣際會全家移民美國並取得東方醫學博士學位，致力於癌症中西醫互補療法的學習，1996 年返台後即以中醫師的身分行醫治病；1999 年 921 集集大地震死傷慘重，吳夫人一句話，一人之力，救人有限，何不出醫療專書，嘉惠更多人？

如今這本專書問世，內容幾乎完全是吳醫師三十年來臨床醫療的心得，著書成冊非常寶貴，也安慰吳夫人林鈺瑛女士在天之靈。而編撰成書幕後工作者是兩位醫師，從高雄榮總傳統醫學中心即跟著吳醫師，亦師亦友十多年光景，那就是吳醫師的學弟妹，戴滋慧醫師及徐樺宗醫師，兩位均有中西醫雙修證照，尤其戴醫師更聘吳醫師在其服務的高雄市立聯合醫院中醫科癌症特約門診，並自動擔任門診助理，虛心學習的態度令人佩服。

本書癌症治療立論以西醫治療為主，臨床上以中西醫互補療法減輕患者不適，治療前需先判別個人體質和症狀表現，再採用不同的處方為治療原則，不是千篇一律相同的用藥治療。此書挑選九項癌症說明，在於拋磚引玉，希望中西醫界都能指導，期待後續再編撰其他癌症時能立論有所改善，而最終目的是給癌症患者有希望，病情得以控制，生活有品質。

身為吳醫師摯友能為本書做推薦序深感榮幸，期待本書能帶領風潮為醫界做出貢獻，幫助更多因癌症而徬徨的患者，不再懼怕後續的癌症治療。

學貫中西醫，治療展新局

楊斯棓

（家醫科醫師、暢銷書作家）

本書是一本融合中、西醫學精華的重要著作。吳醫師出身中醫世家，自幼對中醫藥產生濃厚興趣，後來負笈中國醫藥學院中醫系，陸續考取中、西醫執照。

有些西醫極為排斥中醫，但當他的家人苦於疾患時，無不希望中醫也能幫上點忙。

總督府醫學校第一名畢業生杜聰明於一九二二年取得京都大學醫學博士，是台灣第一位醫學博士，也是明治維新後日本第九百五十五號醫學博士（第一位非日本人獲得日本醫學博士學位者）。

杜博士生前非常重視中醫藥研究，生前即創立財團法人杜聰明博士獎學基金會，頒贈獎學金給各校醫學系第一名畢業生，近年甚至增列獎項，頒贈獎學金給藥學系、學士後醫學系、學士後中醫系第一名的學生。

有一次受邀跟基金會董事長杜武青教授吃飯，言談間，聊起這樁美事，我怕得罪人，小聲囁嚅問杜教授：「醫學系、學士後醫學系、學士後中醫系、藥學系」的第一名畢業生都可以領取杜聰明獎學金，那雙主修醫學系、中醫系第一名畢業的學生，能不能領取杜聰明獎學金？

　　杜博士認為我所言有理，我當時也順勢拜訪中國醫大中醫系系主任黃升騰，希望能促成美事，讓認真課業的學子在畢業之際，有機會受到杜博士基金會的精神與實質鼓勵。

　　我持家醫科專科證照，我非常害怕聲稱醫術可以取代手術、化療的中醫師，然而，吳醫師主張以西醫治療為主，採用手術、化療和放療為基礎，輔以中醫藥治療，以減輕副作用並提升治療效果，期望將癌症轉變為可控的慢性病，我也如此看待中醫在癌症治療上可以發揮的角色。

　　本書共分十個部分，涵蓋九種常見癌症。書中首先介紹中西醫互補療法的基礎理論，包括中醫古籍中與癌症相關的概念、常用抗癌藥材，以及化療和放療期間的飲食注意事項。各單元詳述不同癌症的西醫治療方法，如手術、化療、標靶治療等，並配合中醫輔助治療方案，同時提供健康飲食建議和實際案例分析。

　　以大腸癌為例，書中詳細說明其危險因子、症狀、檢查方法、分類和分期，並介紹各種治療方式的適用情況與副作用。在中醫調理方面，提供手術後調理、化療期間的中醫互補療法，並列舉常用方劑和藥材。

　　本書彙整了吳醫師三十多年的臨床經驗和研究成果，在戴滋慧醫師和徐樺宗醫師的協助下完成。

　　本書的出版，彰顯了吳景崇醫師一生為癌症患者努力過的軌跡。

讓慢性病化的
癌症能有最好的醫療保健

吳景崇（榮景中醫診所院長）

　　我出生於屏東林邊，自小跟隨家母經常往來於林邊、東港之間，由於母親的娘家為東港茂豐居中藥舖，追溯母親的先祖乃大約於清嘉慶年間（1790年）至東港以茂豐居中藥舖開舖行醫，及至專長治療日本腦炎及天狗熱（即登革熱）的舅父，在日治時期也因救治眾多病患而深獲信賴，需要母親協助中醫藥藥舖事務，因此我自小隨母親接觸中藥材膏、丹、丸、散等製造及舅父診治病患時症狀說明，耳濡目染，對中醫極具興趣。

　　屏東高中畢業後，家族長輩對我諸多勉勵，尤其舅父，當考取中國醫藥學院（中國醫藥大學前身）中醫系之際，興奮不已，自此開啟我一生志業的根基。

　　自小對於天然草藥就不陌生，大學期間又有幸能大量閱讀諸多中醫線裝古籍、並勤於針灸的自我體驗，不乏舅父的殷切教導。1969年春天，景仰台灣第一位醫學博士杜聰明，到台大醫學院拜訪杜博士，

他一生精研鴉片並對毒癮者施以治療對策；另對蛇毒的研究不遺餘力，同時致力於中西醫的結合。杜博士認為中醫必須加以科學化，雖有些理論不符合科學，但仍具有實際療效，例如他非常推崇中醫的《傷寒論》，對中藥藥理極為重視，對於我們年青學子鼓勵有加，贈予「可人遊寺寫翰帛 有師鳴弓射大黃」，有一代學人的鼓勵，對中醫藥的展望更具樂觀，對於西醫學科的學習要能綜合兩個不同系統的領會，必須在生理、病理、藥理的理解，俾能助於醫治疾病的有效佐證。

我於醫學院畢業後，服役於海軍軍艦當醫官，隨艦海上巡弋捍衛海疆，前往前線島嶼，環繞台灣海峽太平洋的航行，甚至遠赴東沙、南沙太平島，至今仍深感服役海軍的榮耀。

退伍後，考取中、西醫執照，於台北鐵路醫院、三軍總醫院服務過；並負責台北市建成綜合醫院，這期間透過創院院長與郭宗煥博士牽線，直接受教於郭內科醫院院長郭宗煥博士每晚 11 點面對面討論住院病人的診治，郭院長早年任教於台大醫學院及第七屆台北醫學院董事長，由他的指導及臨床經驗，讓我得以精進長進。爾後以中國醫藥學院講師身分進台大醫院麻醉科進修，在人生的閱歷得有一特殊的經驗。

在建成綜合醫院服務 5 年後自行開業，以台北市第一位擁有中西醫執照執業，於 1981 年以中西醫互補方式治療淋巴肉瘤（Lymphosarcoma）的病患，由於療效佳，對往後中西醫互補療法有更深的體驗，但由於口碑相傳以致診所病人越來越多，遭致歹徒覬覦，心中困擾不已，經同學建議於 1986 年赴美進修，並任教於美

國 SARMA 中西醫科大學，密切學習 CAM（Complementary and alternative medicine 輔助與另類療法） in Cancer Therapy，從而研究中草藥在癌症領域更廣泛的應用。

這十餘年來的海外旅居，讓我得以有機會不斷的探索與學習癌症互補療法的新知識，尤其與猶太人及歐洲族裔之間的資訊得到心得，並經常前往美、墨邊境的城市提華納（Tijuana）與不少從事自然療法的醫療單位多所交流，也獲得極多寶貴的經驗，作為爾後臨床很重要的參考依據。

1999 年 9 月 21 日台灣發生集集大地震，先室林鈺瑛女士由美返台，鼓勵我何不將數十年在癌症中西醫互補的臨床經驗寫成專書以嘉惠國人。三十多年來，我開設診所，也曾在賴基銘醫師指導下為病人注射 CDAll（尿療法）配合中藥，獲得特殊的療效，再歷經高醫附設中和醫院中醫部、高雄榮總傳統醫學中心、台北榮總傳統醫學部的臨床歷練，於 2012 年 6 月 24 日中華醫學會發表肺癌的中西醫互補療法，深得中央研究院鄭永齊院士鼓勵有加，肯定中醫就是要配合多方面的優點，才能成為一個新的治療潮流，更感謝兩位中西醫學養俱豐的戴滋慧及徐樺宗醫師願意鼎力相助，協助我完成這本書。

本書主旨仍強調癌症病人的治療應以西醫治療為主，以手術、化療及放療為原則，輔以中醫藥的治療與調養，以減輕其相關副作用，並加強癌症治療的臨床效果。本書的立論在拋磚引玉，還望醫界同好不吝指教，讓慢性病化的癌症能有最好的醫療保健，是為醫病之福。

　　最後，本書出版誠摯感謝台南神學院院長胡忠銘牧師的心靈引導
及先室林鈺瑛女士蒙主寵召後身心靈的鼓勵；陽明交通大學傳統醫學
研究所所長陳方佩教授與恩主公醫院黃信彰院長，於 2010 年至高雄榮
總邀請至台北榮總傳統醫學部開設癌症中西醫互補門診，至今傳統醫
學部龔彥穎主任仍支持得以門診的持續。再感謝大學及研究所同窗好
友的中研院林昭庚院士，總是彼此互相切磋爆出新的火花；台灣癌症
基金會執行長賴基銘教授對癌症臨床 CAM 的指導；中研院基因體中
心阮麗蓉博士對癌症治療時的癌變過程的認知及建言；摯友陳臣乾海
軍備役上校在醫療的行為裡人性、處事的建言，至為感謝！

中西醫互補療法，
為癌症患者開啟一道陽光之門

戴滋慧（高雄市立聯合醫院 中醫科主任）

　　乳癌病人李小姐眼眶含淚笑著對我說：「戴主任，我可以走路了！真是太感謝您了！」讓我當場激動不已，握者她的手說：「你很棒，最後一定可以戰勝癌細胞的！」

　　李小姐第一次就診時是坐著輪椅，當時她接受第 2 次化療後的手掌腳掌大範圍紅腫崩裂流血，血淋淋的用紗布纏著，完全無法碰觸任何物體，也無法下地走路，在家裡只能用爬行的！直到來中醫求診後，給予服用清熱解毒的中藥，經過兩星期治療後傷口日漸消腫癒合，三星期後可恢復正常生活，並持續接受完整化療的療程，順利度過這段最難熬的時期。這是中藥幫助癌症病人能順利健康地度過急性治療期的最佳範例，也是我從事中醫的初衷。

　　我本是中醫系雙主修畢業，最初執業為西醫小兒科醫師，爾後因緣際會接受吳景崇醫師的指導成為中醫師。西醫所學療效快速但衍生不少副作用，又常常對此無計可施，造成病人心生恐懼，覺得必須接受痛不欲生的治療，又會對身體產生極大的傷害，像是口腔多處潰瘍到無法進食、反覆嘔吐而食不下嚥、一日腹瀉十幾次到虛脫、心臟

受損而產生心衰竭、骨髓抑制造成白血球低下而敗血症等，甚至引發生命危險，傳說中的不打化療不會死，打下去就會橫著出院，還不如放棄，轉而尋求許多坊間未證實的民俗療法，而耽誤了最佳治療時機，讓身為醫者的我十分痛心，決心要往癌症中西醫互補療法這個方向努力，讓病人得到最有效治療的同時，也把西藥對身體產生的傷害降到最低，達到雙贏的局面。

2018 年我有幸創建高雄市立聯合醫院中醫科，就把目標願景定位為中西醫合治共創雙贏，不論在針傷科或中醫內科，都和西醫彼此合作，讓醫療效果能 1 加 1 大於 2，盡全力為醫院的病人提供最佳的服務品質，尤其中醫在調養身體、修復受損器官方面療效奇佳，還能全身整體性治療，最適合癌症病人，如今門診每每破百人，幾年來已伴隨上萬癌症病人平安順利的渡過急性療程，重新回到快樂的日常生活軌道，我們聯合醫院的癌症病人堪稱是最幸福的，擁有身心靈和食衣住行全方位的醫療照護，如今我們將這些重要的臨床經驗集結成冊，分享給社會大眾和醫藥同道，讓癌症病人不再畏懼治療，都能得到最佳的醫療照護，早日讓身體恢復健康。

癌症
中西醫互補療法
總論

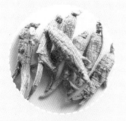

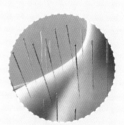

中醫古籍將癌症歸類為「積、聚、癥、瘕」，
透過扶正祛邪原則治療，採用抗癌藥材軟堅散石、
活血化瘀。常用藥物包括：

· **抗癌**：清熱解毒、活血化瘀；
· **骨髓抑制**：補益氣血、增加造血速度；
· **腸胃不適**：健胃益脾，改善噁心、便秘等症狀；
· **心臟、肝、腎功能損害**：修復臟器功能；
· **皮膚黏膜炎、肺功能損害、神經受損**：清熱解毒，修復受損組織。

化療放療期間，應調整飲食以改善噁心嘔吐、腹瀉便秘等副作用。
推薦藥膳包括生薑牛奶、四神湯等。
防癌保健需維持健康飲食、生活作息、適度運動及壓力管理。

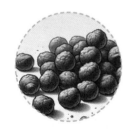

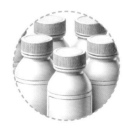

1 從中西醫解析癌症

■ 從西醫認識癌症

我們的器官組織每天都有正常的新陳代謝，老舊的細胞死亡，新的細胞增生，彼此數量達到平衡狀態，但是當調控此機制的基因發生突變，就會造成大量細胞增生，破壞排擠正常組織，演變成大型的惡性腫瘤。

人體中有**原癌基因**（proto-oncogene）是控制正常細胞的生長分化，當他發生突變後會轉變為**致癌基因**（oncogene），此時由他控制的細胞就會大量不正常的增殖，生成惡性腫瘤；另外人體還有**抑癌基因**（tumor suppressor gene），是負責抑制過度增生的細胞，當其發生突變，就會失去抑制功能，而造成細胞無限增殖，也會生成惡性腫瘤。

其中致癌基因被活化和血液腫瘤較有關係，譬如：血癌、淋巴癌等，而其他大部份癌症，如**肺癌、乳癌、大腸癌、肝癌、胃癌、膀胱癌等**，幾乎都是**和抑癌基因的突變有關**。而癌症基因突變的原因，除了 5 至 10% 家族性的遺傳外，**環境空氣污染、不適當飲食習慣及過度**

的生活壓力等，都有著密切的關係。

簡言之，癌症（惡性腫瘤）就是過度增生的細胞團塊，失去正常細胞生長分化的平衡，並會到處轉移，四處增生繁殖，進而壓迫正常的組織器官，破壞其生理功能而造成許多症狀。

因此目前治療癌症多以破壞癌細胞的生長增殖為主，不管是化療、標靶、免疫治療和放射療法都是從癌細胞分裂分化的各種連續步驟中，加以中斷，阻止其增長。而此方法的缺點是會誤認體內正常快速生長的細胞為惡性，例如腸胃黏膜、口腔黏膜、皮膚、頭髮、骨髓等，使其也受到破壞而產生巨大的副作用。

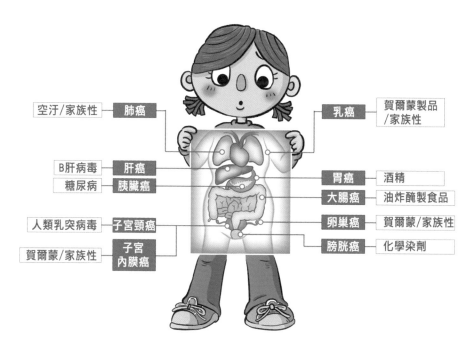

空汙/家族性 ── 肺癌

B肝病毒 ── 肝癌
糖尿病 ── 胰臟癌

人類乳突病毒 ── 子宮頸癌

賀爾蒙/家族性 ── 子宮內膜癌

乳癌 ── 賀爾蒙製品/家族性

胃癌 ── 酒精
大腸癌 ── 油炸醃製食品
卵巢癌 ── 賀爾蒙/家族性
膀胱癌 ── 化學染劑

▲本書所提肺癌等幾大癌症病因形成示意圖。

■ 從中醫古籍解讀癌症

《金匱要略》曰：「**積**者臟病也，終不移；**聚**者腑病也，發作有時，展轉痛移，為可治。」

《諸病源候論》曰：「其病不動者名曰為**癥**，若病雖有結而可推移者，名為**瘕**。瘕者假也，謂虛假可動也。」

《景岳全書》云：「其證則或由經期、或由產後，凡內傷生冷、或外受風寒，或恚怒傷肝、氣逆而血留，或幽思傷脾、氣虛而血滯，或積勞積弱、氣弱而不行，總由血動之時，餘血未盡，而一有所逆則留滯日積，而漸以成癥矣。」

傳統中醫沒有「癌症」這個名詞，多是以「**積、聚、癥、瘕**」來表達，其中可以動的，稱為「**聚、瘕**」，是「**腑病**」，比較好治，類似良性腫瘤；如果是不會動的則叫「**積、癥**」，是「**臟病**」，通常都比較難治，較類似惡性腫瘤。

致病的原因多屬六淫外邪、七情內傷而導致臟腑功能失調，形成肝鬱氣結、血熱妄行、痰瘀阻滯等，邪氣瘀阻不通，久而凝為實質的腫瘤。癌症病人多為「本虛標實」的證型，本身因為憂思過度或肝鬱氣滯，導致脾胃肝腎功能受損，形成「本虛」的狀態，再加上外來邪氣入侵，例如病毒或寒邪，使得身體無法抵禦外侮，邪氣交纏瘀阻，產生癌症。其中又以**肝鬱**最為危險，壓力過大、憂思難眠，最易產生**癌變**。

外邪：風、寒、暑、濕、燥、火

內邪：喜、怒、哀、樂、憂、思、恐

「**癌**」字的來源，是源於《婦科心法》曰：「乳巖鬱怒損肝脾」，其中「乳巖」就是指「乳癌」，古籍中的「**巖**」、「**嵒**」、「**嵒**」，都是同義字，後人把「嵒」加在「疒」當中，就成了「癌」字。以下列表整理中西醫常見癌症的對照說法，供大家參考，相關論述再於個論說明。

〈西醫 VS 中醫古籍的癌症論述參考〉

西醫癌症說法	中醫古籍的癌症論述
乳癌	乳巖
腸癌	腸覃 / 腸癖
胃癌	飲癖
食道癌	噎膈
鼻咽癌	鼻疽
腦瘤	百會疽
卵巢癌 / 子宮癌	癥瘕
膀胱癌	小腹疽
骨癌	附骨疽

中醫如何輔助西醫治療癌症？

■ 中醫治療癌症以扶正袪邪為原則

中醫《內經》有述：「正氣存內，邪不可干。」只要正氣充足，就能抵抗病邪侵犯。自身的免疫力就是代表正氣，而癌細胞就像病邪，所以中醫治療癌症是以**「扶正袪邪」**為主要的原則，增強身體免疫調節的機能，適時消滅不正常增生的癌細胞。

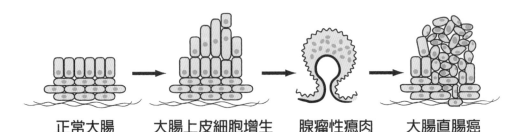

正常大腸　　大腸上皮細胞增生　　腺瘤性瘜肉　　大腸直腸癌

▲免疫力就是代表正氣，而癌細胞就像病邪，所以中醫治療癌症是以「扶正袪邪」為主要的原則。圖為大腸癌演變示意圖。

美國《癌症基因圖譜》研究指出，治療癌症應該以癌細胞的**免疫基因類型**來分類，捨棄傳統所在的病位來分類，該研究發現 33 種人體不同部位的癌症，有近 60% 免疫分子的相似性，故目前許多癌症新藥都將以基因分子特性來做更有效的治療。

而此又與中醫常用的「**傳變理論**」不謀而合，根據自身體質寒熱虛實、氣滯血瘀等特性，日久化實，演變出腫瘤實邪，這時治療就需要根據自身體質來下藥開方，才能徹底根治。

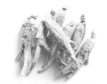
▲ 西洋參性平涼，補益強。

＊若屬**寒邪者**，則使用熱性藥物；
＊若屬**熱邪者**，則使用寒性藥物；
＊若屬**氣滯者**，則使用疏肝理氣等藥物；
＊若屬**血瘀者**，則使用活血、破血等藥物；
＊若屬**體虛者**，則使用補益藥。

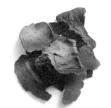
▲ 何守烏補益精血。

■ 化腫潰堅、清熱解毒，本標齊治

最後再加上**化腫潰堅、清熱解毒**的藥材來毒殺癌細胞，本標齊治，讓患者得到根本治療。

另外中醫師以**望、聞、問、切**的方式來辨證論治，亦有助於減輕化學治療、放射線治療、標靶治療、免疫治療或手術產生的副作用，協助患者順利完成辛苦的療程，更能提高患者之存活率與生活品質。

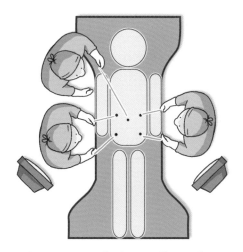
▲ 中醫以望聞問切來辨證論治，有助於減輕手術、化療、放療等治療產生的副作用。

3 中醫常用抗癌藥材與作用

本書所整理的內容是我三十多年來的臨床醫療心得，以下提供的抗癌中藥處方，可緩解癌症治療後的不適症狀、提升生活品質，乃至提高治癒率。但我仍要再次強調，癌症治療應以西醫手術、化療及放療等為原則，輔以中醫藥的治療與調養，以減輕其相關副作用，並加強癌症治療的臨床效果。

■ 抗癌防癌常見複方中藥與作用

〉軟堅散石、活血化瘀、破壞癌細胞

抗癌複方藥物多以清熱解毒藥為主方，輔以活血化瘀之藥，再給予少量補益氣血的配方，最常見為散腫潰堅湯。

常見抗癌防癌複方中藥	藥理作用與說明
散腫潰堅湯	所有癌症皆可使用，急性期療效最佳
真人活命飲	瘡瘍聖藥，抗癌效果僅次於散腫潰堅湯，尤其骨髓腫瘤、血液癌症、頭頸部癌症
桂枝茯苓丸 少腹逐瘀湯	多用於婦科癌症，尤其骨盆腔內相關癌症，例如卵巢癌、子宮內膜癌、膀胱癌、攝護腺癌
血府逐瘀湯	多用於胸腔各類癌症，例如肺癌、胸腺癌；或是上皮細胞腫瘤，例如大腸癌、皮膚癌
膈下逐瘀湯	可用於腹腔癌症，例如肝癌、胃癌、胰臟癌

▲白茯苓

■ 抗癌防癌常見中藥與作用

〉清熱解毒、活血化瘀、益氣補血

中藥利用補氣益血和健脾和胃的藥材來提升正氣，啟動並強化免疫系統功能，再配合清熱解毒藥物來抑制腫瘤的發炎反應和賀爾蒙分泌，最後使用活血化瘀藥來抑制腫瘤細胞的血管新生，同時降低血液黏稠度來改善身體血液循環，供應足夠氧氣給正常細胞，進而能大量消滅癌細胞並抑制其增生，達到消腫散堅的功效。

清熱解毒

中醫認為癌症是為毒熱內蘊的實證，產生的熱毒是惡性腫瘤的主要病因，於是用清熱解毒藥來涼血消腫，化瘀解毒。

其主要功能為抑制腫瘤周邊的發炎反應，減少癌細胞分泌賀爾蒙和毒性激素，也能中斷腫瘤的複製和增生，直接破壞癌細胞，產生溶解反應。

因為清熱藥多為性苦寒，於癌症熱毒旺盛的急性期可大劑量使用，若體質虛寒或是已到休養後期，則須減少使用劑量，以免苦寒反噬正氣。

常見處方中藥

白花蛇舌草、半枝蓮、海藻、急性子、青蒿、龍葵、黃芩、黃連、蒲公英、連翹、敗醬草、茵陳蒿、山豆根、馬齒莧、黃水茄

▲半枝蓮

▲馬齒莧

活血化瘀

中醫認為腫瘤的形成，與瘀血凝滯有極大的關係，而活血化瘀藥具有通行血脈、消散瘀血的功效，所謂「瘀血不去，新血不生」，提高腫瘤內部血液流暢度，降低血液濃稠度，供給充足氧氣給正常的細胞，讓免疫抗體能輕易進入腫瘤內部，消滅吞噬癌細胞，並阻斷不正常腫瘤血管新生，促進正常血管修復，阻斷腫瘤營養之後援，進而消融腫瘤團塊。

另外還能抑制腫瘤分泌毒素，改善癌性疼痛。

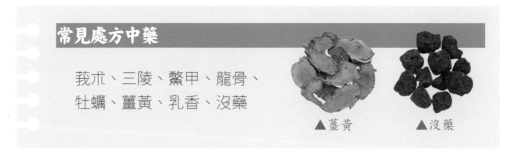

常見處方中藥

莪朮、三陵、鱉甲、龍骨、牡蠣、薑黃、乳香、沒藥

▲薑黃　　▲沒藥

益氣補血

中醫治療癌症的首要目標就是扶正祛邪，又以益氣補血為主，補氣活血，以生新血，來增加免疫球蛋白數量，活化免疫細胞，提升免疫細胞辨識癌細胞能力，同時抑制癌細胞擴散、轉移。

另外還能喚醒並修復自體抑癌基因，解除免疫的受抑，增強人體抗病能力，幾乎整個療程都適用。

常見處方中藥

人參、黃耆、當歸、川芎、茯苓、
熟地、芍藥

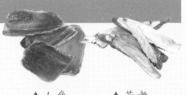

▲人參　　▲黃耆

常見抗癌防癌中藥	中醫治則 & 西醫原理
白花蛇舌草、半枝蓮、海藻、急性子、青蒿、龍葵、黃芩、黃連、蒲公英、連翹、敗醬草、茵陳蒿、山豆根、馬齒莧、黃水茄 ◀海藻　　◀敗醬草	**[中醫治則]** 清熱解毒 **[西醫原理]** 破壞癌細胞複製增生，誘導癌細胞凋亡，減少其引發的發炎反應
莪朮、三陵、鱉甲、龍骨、牡蠣、薑黃、乳香、沒藥 ◀牡蠣。　　◀龍骨。	**[中醫治則]** 活血化瘀 **[西醫原理]** 阻斷不正常腫瘤血管新生，斷絕其營養供應；促進正常的血管新生，帶來白血球消滅癌細胞
人參、黃耆、當歸、川芎、茯苓、熟地、芍藥 ▲當歸	**[中醫治則]** 益氣活血 **[西醫原理]** 促進各類血球生長，增強免疫能力

■ 骨髓抑制常見中藥與作用

〉補益氣血、修復骨髓功能、增加造血速度

人體的骨髓負責造血功能，包括製造白血球、紅血球及血小板，是屬於快速分裂生長器官，因此會讓癌症治療藥物誤認為不正常的細胞，進而產生破壞，而抑制骨髓功能。

當白血球低下時，會讓吞噬病菌的功能喪失，導致感染發燒、甚至敗血症危急到生命。而血小板低下時，會使凝血功能下降，容易發生出血狀況；紅血球負責運送氧氣營養，血紅素低下時會造成貧血和器官缺氧。

所以需要用補益氣血的中藥、來加快修復骨髓功能、增加造血速度，恢復正常血液功能。

人參是五加科植物，有大補元氣，並有扶正抑癌等功效。研究證明人參既可提高免疫功效，又能增強骨髓造血能力。只是產地不同而種類繁多，應依特性適時使用。（如下列表參考）

黨參是桔梗科植物，富含醣類與少量的黨參苷（saponin），味甘性平，也能補氣益血，但力道差人參許多，價格便宜，可說是平民人參。

重要的是因為補氣能力強，不可在尚未治療實體腫瘤仍在體內時單獨服用，只適合治療結束後日常保養或放化療期間服用。

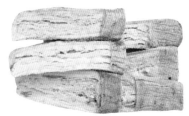

▲黨參

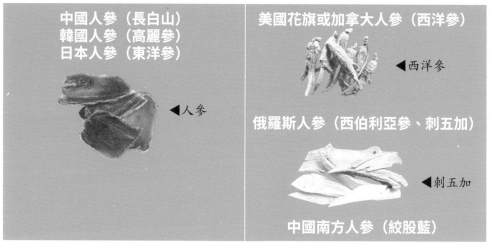

中國人參（長白山）韓國人參（高麗參）日本人參（東洋參）◀人參	美國花旗或加拿大人參（西洋參）◀西洋參俄羅斯人參（西伯利亞參、刺五加）◀刺五加中國南方人參（絞股藍）
五加科	五加科五加科葫蘆科
人參皂甘（Ginsenoside）Rg1	人參皂甘（Ginsenoside）Rb1
性**溫燥**，補氣強，能興奮中樞神經。	性**平涼**，補益強，能促進血球生長，又能鎮靜中樞神經。
適合病後虛弱體寒者服用	適合化放療的患者服用，補氣之外又能幫助睡眠。

　　當歸為四物湯中的君藥，但對賀爾蒙的生成快速又強勁，不利乳癌或卵巢癌的患者服用，但對於其他種類的癌症卻是有化瘀和快速補血的功能。

　　主要富含鐵質、葉酸、B12 能增加紅血球數目，促進血紅素生成，含當歸總酮有抗氧化作用，抑制癌細胞生成，紅花酮能止痛和抑制凝血、促進良好正常血液循環。

黃耆是扶正補氣的中藥，其中以「**北耆**」更能提高患者的免疫功能，主要含有黃耆多糖和黃耆皂甘，能增強網狀皮系統的吞噬功能，抑制癌細胞的產生，並可促進骨髓造血功能。

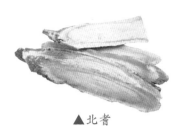

▲北耆

改善骨髓抑制常見中藥		藥理作用與說明
人參、黃耆、黃精、女貞子、枸杞子、補骨脂、山藥	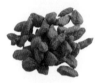 ▲枸杞子	**白血球低下時** [中醫治則] 健脾補氣 [西醫原理] 促進骨隨幹細胞的分化增殖，增加白血球
當歸、雞血藤、阿膠、桂圓肉、熟地、人參、黃耆、枸杞子	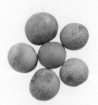 ▲桂圓肉	**血紅素低下時** [中醫治則] 益氣補血 [西醫原理] 富含有維生素 B12、鐵質、葉酸可協助 DNA 與蛋白質合成，可增進紅血球生成、強化血液循環。
黃精、女貞子、雞血藤、黃耆、生地、玄參、鱉甲、仙鶴草	 ▲雞血藤	**血小板低下時** [中醫治則] 滋陰補血，涼血止血 [西醫原理] 富含多醣體和精氨酸，刺激幹細胞製造血小板。

▪ 腸胃不適常見中藥與作用

〉健胃益脾理氣、幫助胃腸蠕動與營養吸收

　　腸胃道的功能負責是消化食物和吸收營養素，這些都是由腸胃黏膜細胞在作用，而他們是快速生長代謝的細胞，因此會被癌症治療藥物誤認為癌細胞，受到破壞喪失功能。於是食物在胃內無法消化積聚，就會刺激膈神經產生噁心嘔吐症狀，腸黏膜破壞後可能大量分泌水分而腹瀉，可能不蠕動而便祕，蠕動不規則而腹痛。

　　所以需要用健胃益脾、和中理氣的中藥物來補其胃虛，除其脾濕，行其氣滯，調其肝氣，兩和脾胃虛熱，而修復腸胃黏膜，幫助恢復胃腸正常蠕動與營養吸收消化。

改善腸胃不適常見中藥	藥理作用與說明
半夏、厚朴、竹茹、陳皮、黃芩、黃連 ▲黃連	**胃痛、噯氣噁酸、噁心嘔吐** [中醫治則] 和胃降逆，消痞除滿 [西醫原理] 含葡萄糖甙、膽鹼，可抑制嘔吐中樞，而達到止嘔作用。
麻子仁丸、潤腸丸、火麻仁、大黃 ▲黃連	**便祕** [中醫治則] 潤腸滋燥，緩通大便 [西醫原理] 含大量脂肪油可潤滑腸道，在腸內產生脂肪酸，刺激腸壁，使蠕動增強。含番瀉甙，在大腸能增加腸蠕動抑制腸內水分吸收。

白扁豆、訶子、
肉豆蔻、山藥、
蓮子肉、芡實

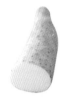

▲山藥

腹瀉

[中醫治則]
健脾和胃，滲濕止瀉

[西醫原理]
含鞣質（訶子酸）有收斂、止瀉
作用

延胡索、
木香、白芍

▲延胡索

腹痛

[中醫治則]
活血行氣止痛

[西醫原理]
含延胡索素可作用中樞神經達到
止痛效果
含揮發油（木香醇）可以緩解腸
道筋攣。

麥芽、神麴、
雞內金、黨參、
白朮、茯苓、
薏苡仁、山楂

▲薏苡仁

無食慾

[中醫治則]
消食化積，和中健胃

[西醫原理]
含澱粉酶、蛋白質分解酶、維生
素 B，尤其促進對胃酸與胃蛋白
酶的分泌，有助消化作用。

■ 心臟不適常見中藥與作用

〉益氣滋陰、養血復脈，修復心臟功能

某些癌症治療的藥物或是放射線治療都可能有心臟毒性，會導致冠狀動脈受損，而發生急性心肌梗塞，或是心肌炎讓心臟幫浦效率降低，導致血流變化或產生血栓，從而導致鬱血性心臟衰竭、心律不整、高血壓和心瓣膜疾病。所以治療前需要作完整的心臟功能檢查評估，看看是否合適用藥，來避免不可逆的憾事發生。

因此可以用養血復脈、益氣滋陰的中藥來補心氣、通心陽，滋陰以充盈血脈，使陽氣有所依附而不致浮散，則復脈正常。幫忙修復心臟受損的組織，進而維持其血液幫浦功能。

改善骨髓抑制常見中藥	藥理作用與說明
炙甘草、洋參、麥門冬、五味子、阿膠 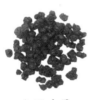 ▲五味子	**心悸（心律不整）** [中醫治則] 益氣生津，養血復脈 [西醫原理] 含五味子素和皂甙，增加心肌收縮力、鎮靜作用
丹參、三七、菖蒲、薤白 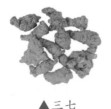 ▲三七	**胸痛（心肌梗塞）** [中醫治則] 活血化瘀、理氣止痛 [西醫原理] 含丹參酮和三七皂甙，能擴張冠狀動脈、增加冠脈流量、改善心缺血狀態。

喘（鬱血性心衰竭）

細辛、附子、
茯苓、車前子

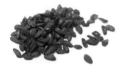

▲車前子

[中醫治則]

止咳平喘，健脾利水

[西醫原理]

含烏藥鹼有強心、擴張血管、鬆
弛平滑肌作用

■ 肝功能受損常見中藥與作用

〉清熱利濕、消退黃疸、減少肝發炎

　　肝臟是每天 24 小時工作的化工廠，具有代謝排毒、貯藏血液、幫助凝血和調節荷爾蒙的功能。當肝臟負擔過大，或是藥物破壞肝細胞，肝功能就會受到障礙，出現黃疸、腹水等現象。尤其 B 型肝炎帶原者，接受癌症治療時，因為免疫力降低，促使 B 肝病毒活化，而免疫系統又為了清除躲在肝細胞內的病毒，只好破壞肝細胞，致使肝發炎 GOT、GPT 等指數升高，進而造成肝臟發炎。

　　因此癌症治療前中後都必須的預防性用干擾素藥物，直到停止化學治療後 6 個月為止。我們可以用清熱利濕、消退黃疸的中藥，來疏利肝膽，清三焦而通調水道，清熱除濕退黃，而修復肝臟、降低肝指數，減少肝發炎狀況。

改善肝功能受損的中藥	藥理作用與說明
茵陳蒿、柴胡、敗醬草、板藍根、乙金、香附、黨參、白朮、茯苓 ▲板藍根	**肝指數上升** [中醫治則] 清利濕熱、消退黃疸 [西醫原理] 含茵陳酮和柴胡皂甙，可增加膽汁分泌，膽酸和膽紅素的排泄量，並減少肝細胞發炎。

■ 腎功能受損常見中藥與作用

〉清熱利濕、分清化濁、增加腎擴清率

腎臟功能是負責排除代謝後的毒性產物，讓毒素不會累積體內造成其他器官的損傷，而某些癌症治療藥物會破壞腎小管，造成腎絲球腎炎、腎小管間質性腎炎，讓腎臟排除毒素的效率降低，腎臟廓清率下降，嚴重時甚至尿液減少，造成急性水腫，或是從腎小管滲漏有效蛋白，造成蛋白尿。

因此我們可以利用清熱利濕和分清化濁的中藥，來清熱養陰與利水併用，使水氣去、邪熱清、陰液復，而修復腎臟組織，回復其排毒功能。

改善腎功能受損的中藥	藥理作用與說明
茯苓、車前子、澤瀉  ▲澤瀉	**排尿減少** [中醫治則] 利水滲濕 [西醫原理] 含茯苓聚糖和車前聚醣，有利尿作用。
萆薢、白埔薑、六月雪、徐長卿、烏藥、益智仁 ▲益智仁	**蛋白尿** [中醫治則] 清熱利濕，分清化濁 [西醫原理] 含三萜類化合物，能增加尿量、尿素排泄，修復腎絲球減少尿蛋白排出。

■ 皮膚黏膜炎常見中藥與作用

〉疏風涼血、清熱解毒、化濁利濕、修復黏膜皮膚

　　某些癌症治療藥物會造成手足症，手掌與腳掌的微血管當遇到動作、壓力或突然上升的溫度導致藥物被釋放到組織中，引起炎症反應，產生紅腫熱痛、裂開流血和甲溝炎的症狀。依嚴重程度分為三級：

第一級：感覺刺或灼熱感、發紅、但不會痛。
第二級：發紅、腫脹、會痛，影響日常生活。
第三級：脫皮屑、起水泡，潰瘍、非常痛，甚至影響行動能力。

　　另外皮膚也會出現丘疹、膿皰或一整片的發紅像壓傷，而發生紅疹的部位對於冷熱感覺會變得較為敏感，常發生在頭部、臉部、頸部、胸部、背部、四肢和會陰肛門，有時會伴隨著搔癢、疼痛症狀。

　　口腔黏膜也屬於快速生長細胞，易受到癌症藥物破壞而形成口腔黏膜炎，通常發生在治療後的第 7 至 14 天，有口腔潰瘍、唇紅腫脹、發熱疼痛、味覺改變、吞嚥或進食困難等症狀。

　　我們可以利用疏風涼血、清熱解毒的中藥來疏風清熱，消腫散結，通瀉三焦之火，導熱下行，使熱邪從大小便出，苦寒直折，使火邪去而熱毒解。讓皮膚黏膜組織修復，恢復其完整性。

改善皮膚粘膜炎受損的中藥	藥理作用與說明

手足口症、口腔潰瘍

知母、石膏、連翹、麥門冬、生地黃

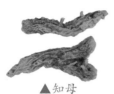

▲知母

[中醫治則]

清胃滋陰，瀉脾胃伏熱

[西醫原理]

含甾體皂甙，明顯的解熱鎮痛作用

皮紅疹

連翹、荊芥、桑葉、金銀花

▲桑葉

[中醫治則]

疏風清熱、消腫止痛

[西醫原理]

含連翹酚、黃酮類和三萜皂甙，廣效抗菌作用，降低組織胺濃度。

頭皮疹

麻黃、杏仁、石膏、甘草

▲石膏

[中醫治則]

宣肺泄熱，排膿解毒

[西醫原理]

含水硫酸鈣，有強解熱消炎作用，麻黃素有揮發性質讓藥物提升於頭部作用。

會陰紅疹、肛門膿瘡

板藍根、黃柏、龍膽草、敗醬草

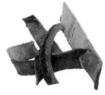

▲黃柏

[中醫治則]

瀉肝膽實火，清下焦濕熱

[西醫原理]

含小檗鹼、常春藤皂甙、龍膽苦甙，有廣效抑菌作用和消炎功效

■ 肺功能受損常見中藥與作用

〉清肺生津潤燥、降低肺部發炎

　　肺部是交換氧氣的唯一器官，也是當期受到癌症藥物的破壞後，造成間質性肺炎，接著會演變為肺纖維化，有呼吸困難、乾咳、喘、肺積水、活動耐受力下降、心跳加快、反覆感染肺炎等症狀，進而造成心肺功能下降，人體器官缺氧。

　　我們可以利用清肺化痰、生津潤燥的中藥來清泄肺熱、養陰潤肺，使肺金之燥熱得以清宣，肺氣之上逆得以肅降，則燥熱傷肺諸證自除，肺部組織得以修復，便恢復交換氧氣的功能。

改善肺功能受損的中藥	藥理作用與說明
沙參、麥冬、百部、細辛、紫苑、款冬花、麻黃、杏仁 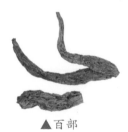 ▲百部	**支氣管肺炎、間質性肺炎、肺纖維化** [中醫治則] 潤肺化痰、生津潤燥 [西醫原理] 含皂甙和生物鹼，能增強網狀內皮系統吞噬能力而消滅細菌，減少氣管發炎來化痰。
葶藶子、大棗、麻糬葉、茯苓、龍葵、青蒿、瓜蔞實 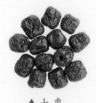 ▲大棗	**肺積水** [中醫治則] 瀉肺平喘，利水消腫 [西醫原理] 含芥子甙、茯苓聚糖，均有強心利尿作用，能使肺部積水排出。

■神經受損常見中藥與作用

〉舒筋利痹、幫助活血、止痛止麻

某些癌症治療藥物會引起周邊神經病變的症狀常見為感覺神經異常，包含四肢麻木、感覺鈍化、疼痛、針刺感、以及燒灼感，發生部位呈「手套-襪子」狀分布，主要出現在手腳的末端。少數病人會表現出運動神經相關之症狀（例如無力、動作失調、偏癱）、自律神經相關症狀、情況較嚴重者可能有肌腱反射消失、肌肉萎縮甚至癱瘓。

另外也會導致肌腱關節發炎，關節疼痛僵硬，肩、腕、指、髖、踝等關節部位出現紅腫僵硬，屈伸不利症狀，嚴重者會影響正常生活。

我們可以利用舒筋利痹、勝濕止痛的中藥來理血中之氣滯，祛肢臂風寒濕邪，使風濕之邪隨汗而去，風濕盡去，其痛即止。故可修復神經組織和減少肌腱關節發炎，讓感覺和運動神經恢復正常，能活動能自如。

改善神經受損的中藥	藥理作用與說明
三七、延胡索、羌活、薑黃、桂枝 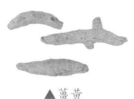 ▲薑黃	**四肢末端麻木** [中醫治則] 散寒祛風，勝濕止痛 [西醫原理] 含揮發油桂皮醛和薑黃素，促進末梢循環，並降低炎症作用，幫助修復神經組織。
透骨草、骨碎補、補骨脂、川楝子、香附、蒲黃、五靈脂 ▲補骨脂	**骨節疼痛** [中醫治則] 祛風濕，活血止痛 [西醫原理] 含有黃酮甙、尿素，改善軟骨細胞功能，減少關節退化炎性作用。

■ 掉髮常見中藥與作用

〉補肝腎，益精血，生髮增髮

毛髮每天會脫落和新生，是屬於快速生長的細胞，第一時間就會被癌症治療藥物誤認而攻擊，造成落髮和禿頭，是最常見的副作用。因為毛髮成分較堅硬，更需要大量蛋白質和鈣質來幫忙其生長。

我們可用補肝腎、益精血的中藥來讓陰能固澀，陽能內守，則精不致外泄，而能烏鬚髮。

改善落髮掉髮的中藥		藥理作用與說明
桂枝龍骨牡蠣湯 七寶美髯丹	▲桂枝龍骨牡蠣湯的龍骨	**落髮** [中醫治則] 平補陰陽，補益肝腎、養血填精 [西醫原理] 含多種氨基酸、皂甙，可改善毛囊循環，促進毛髮生長。
何首烏、 旱蓮草、 女貞子	 ▲旱蓮草	**落髮** [中醫治則] 補益精血，固腎烏鬚 [西醫原理] 含皂甙、甘露醇，可以滋養毛囊，幫助生長。

■ 睡眠障礙常見中藥與作用

〉和中緩急，寧神安躁來幫助睡眠

不論是罹癌後心情憂鬱或是化療後使腦內血清素降低，或是化療必須同時接受類固醇輸液造成神經興奮等原因，都會使許多病人的睡眠狀態變差，不易入睡、眠淺易醒、短眠早醒或多夢等。一般來說，「深度睡眠」每日需要 3 小時以上，才足夠讓大腦舒緩休息、內分泌各器官完整修復，因此不足的睡眠會嚴重干擾器官運作，不但讓組織容易發炎，也會讓身體免疫力下降，更增加罹癌風險。

我們可利用和中緩急，寧神安躁的中藥來能調養心陰，和中益氣，緩肝氣之急，養心神之寧。幫助大腦沉澱寧靜，調和自律神經，讓入睡時間縮短，深度睡眠時間延長，使器官組織得以完整修復。

改善睡眠障礙的中藥	藥理作用與說明
甘麥大棗湯、 茯神、 酸棗仁、 柏子仁 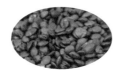 ▲酸棗仁	**不易入睡** [中醫治則] 和中緩急，寧神安躁 [西醫原理] 含酸棗仁皂甙，茯苓糖，可鎮靜中樞系統，幫助睡眠。
夜交藤、 合歡皮、 黃連、阿膠、 遠志、 龍骨、牡蠣、 竹茹 ▲遠志	**眠淺易醒** [中醫治則] 寧心安神，養心益肝 [西醫原理] 含碳酸鈣、磷酸鈣、遠志皂甙，有鎮靜、催眠及抗驚厥作用。

■ 頭痛常見中藥與作用

〉舒經通絡，改善偏頭痛

化療後的身體狀態多處於慢性發炎，而腦內的血清素（serotonin）、多巴胺（dopamine）等快樂激素會因此降低，隨著中樞神經系統的敏感化，心情也會呈現緊張焦躁合併憂鬱的高壓狀態，而周邊神經系統也會被激化發炎，於是肌肉張力高度上升又伴隨慢性發炎，造成頸部的胸鎖乳突肌（SCM muscle）發炎脹痛，間接造成頭痛、肩頸僵硬、胸悶、目眶脹痛、耳鳴等症狀，類似纖維肌痛症。

我們可以利用舒經通絡的中藥來調和氣血，鎮攣止痛，其中酸甘化陰，陰液滋養筋脈，則攣急自伸；肝陰足，不犯脾土，則拘急自舒。就是讓心情穩定、肌肉放鬆，減少肌肉發炎狀態，這些類似纖維肌痛症的症狀就會緩解。

改善頭痛常見中藥	藥理作用與說明
柴葛解肌湯、 芍藥甘草湯 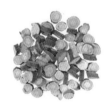 ▲芍藥甘草湯的甘草	**偏頭痛（合併肩頸僵硬、胸悶、目眶脹痛、耳鳴，屬纖維肌痛症的症狀）** [中醫治則] 舒經通絡，緩急止痛 [西醫原理] 含甘草甜素、芍藥甙，有較好的解痙作用，可舒緩肌肉筋攣緊繃。

癌症治療引發副作用的飲食與中醫藥膳調養

4

　　抗癌最重要的是「營養吸收」，而且必須比平常更加倍，才能幫助身體受損器官的修復，進而增加抵抗力，體內的腫瘤細胞才會減少；而且足夠的營養，治療過程中的副作用也會減少。

　　手術後會出現胃口差與腹脹，中醫的「脾氣虛」表現，這時候要少量多餐與減少過多蔬果纖維的攝取，選擇攝取如軟飯或蒸蛋或魚肉等；

　　化療標靶治療中，因為味覺會改變，所以必須增加口味較重的食物，例如酸、鹹等，可以入口的食物，都是適合病患的食物；太過清淡會減少食慾，反而無法入口，米飯與蛋與紅肉類非常重要，需要充足的攝取，但要少量多餐（需可接受的口味），讓自己在輕鬆的狀況下，可以吃得更好。

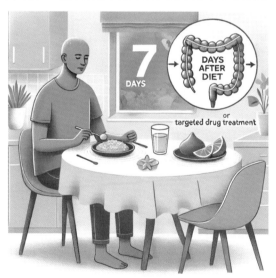

　　化療與標靶藥物注射時的7天內，要記得因為胃與腸道的黏膜受損與功能稍弱，當下食物的攝取一定要減量，食物太多會成為腸胃道的負擔。

▲化療與標靶藥物注射時的7天內，食物的攝取要減量，減輕腸胃道的負擔。

以下針對癌症治療引發的 8 種不適症狀的副作用——食慾不振、噁心嘔吐、腹瀉、便祕、白血球低下、口腔潰瘍、皮膚紅腫脫皮、失眠等狀況，特別提醒飲食重點與有助改善的藥膳調養配方：

■ 食慾不佳

》宜食用高熱量、高蛋白飲食。

》食用酸甜食物促進食慾，例如酸梅湯、洛神茶、山楂茶等。

四神湯

山藥 10 錢、芡實 10 錢、茯苓 10 錢、蓮子 20 錢，加入排骨或豬肚數塊熬煮 30 分鐘。

麥芽陳皮飲

炒麥芽一兩、陳皮 3 錢，以 600 毫升的開水，煮沸 20 分鐘，當茶飲用。

■ 噁心嘔吐

》用餐 5 分飽、少量多餐，避免空腹太久。

》可食用口味較重，例如較鹹或酸甜的食物來增加食慾。

》避免喝太多液體，造成腹脹。

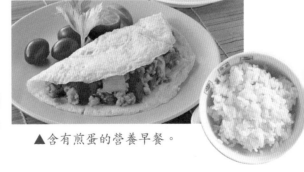

▲含有煎蛋的營養早餐。

▲白米飯

》選擇吃較乾的食物，例如乾白米飯、煎蛋。

生薑牛奶

鮮牛奶 200 毫升，生薑汁 10 毫升，紅糖 20 克。

甘蔗生薑汁

甘蔗汁 100 毫升，生薑汁 10 毫升。

生薑烏梅飲

烏梅 3-5 粒、生薑 3 片、黑糖適量。

■ 腹瀉

》嚴重時，需食用軟流質飲食，如白稀飯、白吐司、白饅頭。

》避免纖維質多、油炸、辛辣、牛奶等食物。

》多喝些電解水或運動飲料。

山藥扁豆粥

淮山藥 2 兩、白扁豆 2 兩、大米 1/2 杯，加入適量清水，用文火熬成稀粥即可。

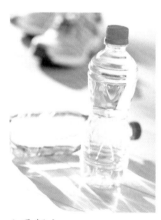

▲ 電解水。

■ 便秘

》 多選用含纖維質多的蔬菜、全穀類（燕麥、五穀米）等。

》 多吃含膠質的水果，奇異果、火龍果、木瓜、香蕉。

》 多吃含膠質的蔬菜，白木耳、黑木耳、洋菜、愛玉、珊瑚草。

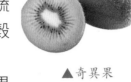 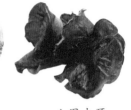

▲奇異果　　　　▲黑木耳

芝麻粥

杏仁 50 克、黑芝麻 30 克、白米 200 克同煮成粥，再依喜好加入冰糖或蜂蜜即可。

■ 白血球低下

》 多補充如牛肉、豬肉、鱔魚、牛肉精、雞精、豬肝、豬血。

》 素食者則可從富含鐵質的蔬果補充，如地瓜葉、紅宮菜、菠菜、櫻桃、蘋果、龍眼。

》 避免食用未煮熟的食物，如生魚片、半熟蛋、無法剝皮的水果、蜂蜜。

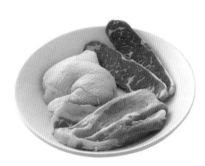

▲牛肉（右上）、豬肉（右下）和雞精的原料雞腿肉（左）

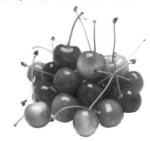

▲櫻桃

牛肉蘆薈汁

牛肉片 10 片、鮮蜆 20 粒、蘆薈數塊去皮熬汁。

雞血藤黃耆排骨湯

雞血藤 1 兩、黃耆 3 錢、大棗 5 粒、雞腿 1 隻，燉煮約 30 分鐘後，調味即可。

枸耆雞湯

黃耆 5 錢、枸杞 1 兩、雞腿 1 隻、薑片 3 片，燉煮約 30 分鐘後。

黃耆山藥排骨粥

黃耆 5 錢、山藥 1 兩、大骨和糙米適量熬煮至熟，起鍋前加少許鹽巴和蔥花調味即可。

補血五紅粥

紅棗（去核）15g、龍眼肉 15g、枸杞子 12g、花生衣 30g、紅糙米及白米適量，熬煮成粥。

■ 口腔潰瘍

》可補充椰子汁、魚皮湯、豬皮湯、黑木耳、白木耳等膠質豐富食物。

梨藕蘆鮮汁

蘆根 5 錢以 200c.c 水煮沸 20 分鐘後放冷，將水梨 1 粒去皮、核切成小塊，鮮藕 100 克洗淨，切成小塊，榨汁，取汁與蘆根茶混合飲用。

菊花麥冬茶

菊花 3 錢、淡竹葉 2 錢、麥冬 2 錢，煮沸 10 分鐘，當茶飲。

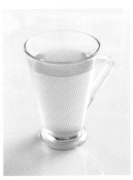

天冬綠茶

天門冬 5 錢、綠茶 2 錢，煮沸 10 分鐘，當茶飲。

▲ 綠茶加天門冬，煮成天冬綠茶。

甘草解毒飲

甘草 4 錢、升麻 4 錢，以 600 毫升開水，煮 15 分鐘即可，當茶飲用之。

■ 皮膚紅腫脫皮

》飲食可補充椰子汁、西瓜汁、銀耳湯、菊花連翹茶。
》皮膚照顧在於患處局部可塗抹蘆薈凝膠。

蓮子銀耳湯

乾白木耳 20 克、蓮子 300 克、百合 20 克、枸杞 10 克、紅棗 10 粒、冰糖 20 克，電鍋熬煮 1 小時後食用。

菊花連翹茶

菊花 3 錢、連翹 2 錢、麥冬 2 錢，煮沸 10 分鐘，當茶飲。

■ 失眠

》飲食可多食含血清素的食物，如納豆、香蕉。

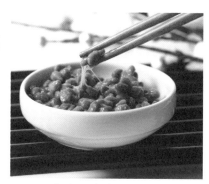

▲納豆富含血清素。

酸棗桂圓茶

酸棗仁 3 錢、龍眼肉 1 錢、百合 2 錢，以 300 毫升的開水，煮沸 20 分鐘，晚間當茶飲用。

菊花百合茶

菊花 3 錢、百合 2 錢，以 300 毫升的開水，煮沸 10 分鐘，晚間當茶飲用。

麥芽甘草茶

炒麥芽 3 錢、甘草 2 錢，以 300 毫升的開水，煮沸 10 分鐘，晚間當茶飲用。

5 有益抗癌防癌防癌的建議飲食

■ 每天 5 蔬果以上、蔬果與肉類比例 4：1

　　國民健康署建議，每天應攝取 5 種以上的新鮮蔬菜水果，每餐一份蔬菜大約是煮熟後的半碗飯的量，每餐一份水果則相當於一個拳頭的大小。

▶ 蔬果與肉類比例 4：1，每天一份肉類則相當於一個手掌心的大小。

▶ 食用肉類時，應補充酵素（如木瓜、鳳梨），促使蛋白質消化，縮短停留在腸道的時間，減少毒產生。

▶ 烹調方式以清蒸、水煮、燙滷為佳，避免油炸、燒烤、醃製。

　　美國癌症研究所建議攝取的防癌食物也偏重大量的蔬菜、水果及五穀雜糧類。

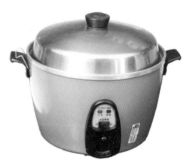

▲電鍋是清蒸的方式中最常見的烹飪工具。

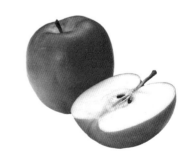

▲蘋果是最好的防癌食物之一。

美國癌症研究所建議的防癌食物：

水果類	蘋果、藍莓、櫻桃、葡萄柚、番茄、柑橘類
蔬菜類	深綠色蔬菜（菠菜、甘藍）、十字花科（花椰菜、高麗菜）、紅蘿蔔、南瓜、洋蔥、大蒜、菇類、薑黃、綠茶
雜糧類	五穀類、豆類、豆漿、堅果類（核桃、亞麻子）

■ 15 種有益抗癌的營養成分及其食物

WHO（世界衛生組織）指出，有 30 至 50% 的癌症可藉由飲食、作息習慣的調整，其中均衡飲食是保持免疫系統強大的關鍵，可降低罹癌機率，例如透過每日攝取均衡 6 大類食物及多攝取蔬菜、水果、優格、深海魚油和全穀物，避免高糖飲料、燒烤炸肉類和加工食品，能有助提高免疫力，降低慢性發炎，減少罹癌的風險。

成分 1　維生素 A（β 胡蘿蔔素，β carotene）

β 胡蘿蔔素能轉換成維生素 A，可以消除破壞細胞的自由基，避免氧化作用對細胞的傷害。另外也是視網醛 retinal 的主要成分，可以轉變成視紫質 rhodopsin，負責桿狀細胞的感光作用，若攝取不足會發生夜盲症。研究顯示可以降低罹患肺癌、乳癌的可能性。

成人建議每日攝取量為 1，300 mcg 微克（4，300 IU 單位），上限為 3000 mcg 微克（10，000 IU 單位）。

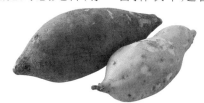

▲紅色地瓜（左）是富含維生素 A（β 胡蘿蔔素）的食物之一。

食物如**蛋、紅色地瓜、深色及黃綠色蔬菜、木瓜、南瓜、胡蘿蔔、番茄、甜椒等。**

　　含硫化合物，稱為吲哚 indole，可以抑制腫瘤血管形成和腫瘤細胞轉移，阻止癌細胞生長與促進癌細胞凋亡；亦可減少身體的動情激素，將身體中的動情激素由癌症誘發型轉成抗乳癌型，來降低誘發乳癌、子宮頸癌的可能性。故可降低罹患肺癌、肝癌、結腸癌、子宮頸癌、乳癌的可能性。

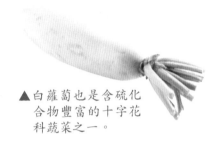

▲白蘿蔔也是含硫化合物豐富的十字花科蔬菜之一。

　　成人建議每日攝取量為 200 至 300 mg 毫克，上限為 500 mg 毫克。常見如十字花科類有**綠花椰菜（十字花科之王）、高麗菜、羽衣甘藍、青花菜、芥藍菜、大小白菜、油菜、青江菜、芝麻葉、白蘿蔔等。**

　　膳食纖維可分為水溶性及非水溶性纖維，可以增加身體糞便廢物量排除，減少腸道與致癌因子的接觸，並會增加腸中的好細菌種類，維持腸黏膜的正常功能，避免癌細胞的形成。另外，纖維還會中斷雌激素由肝門循環再吸收回身體，進而預防乳癌的發生。因此不但可以預防乳癌、大腸直腸癌，並可減少食道

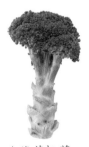

▲綠花椰菜。

癌、胃癌、攝護腺癌、子宮內膜癌以及卵巢癌的發生。

成人建議每日攝取量為 18 至 38 mg 毫克，上限為 50 mg 毫克。食物來源如五穀類、花椰菜、高麗菜、蘋果、香蕉等。

成分 4 多醣體（Polysaccharides）及三萜類（triterpenoids）

促進淋巴細胞增殖，提高巨噬細胞、NK 細胞、T 細胞的吞噬能力，可直接或間接毒殺癌細胞。抑制活性氧（ROS）生成，降低體內自由基含量與抗發炎的功效已證實可增強免疫力及抵抗癌細胞。另還可改善肝功能。可以抑制肝癌、肺癌、大腸癌和乳癌。成人建議每日攝取量為 300 mg 毫克，上限為 1000 mg 毫克。

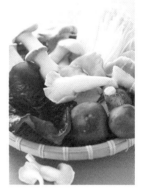
▲各式菇類。

食物來源如**草菇、香菇、杏鮑菇、靈芝、牛樟芝、巴西蘑菇**等。

成分 5 褐藻糖膠（Fucoidan）

是一種硫酸基之多醣體，可以活化自身免疫細胞（Natural killer cell，NK cell），協助辨識並準確攻擊癌細胞，抑制抑制內皮細胞生長因子（VEGF）的作用，抑制血管增生，可抑制癌細胞的增殖及誘導癌細胞凋亡作用。可以抑制乳癌、肺癌、肝癌、腸癌。

成人建議每日攝取量為 1 ～ 2g 克，上限為 3g 克。食物來源如**褐藻、引藻**。

　　多酚是植物經過陽光照射後，光合作用產生的保護物質，存在於植物中的結構體，以保護植物不受紫外線、病菌的侵害，並自然形成各式各樣的豐富色彩，成分多種如下所列：

- **類黃酮**（Flavonoids）：花青素、兒茶素、槲皮素、異黃酮、橙皮素、薑黃素
- **酚酸**（Phenolic acid）：綠原酸、咖啡酸
- **芪類**（Stilbenoid）：白藜蘆醇、白皮杉醇、雲杉醇
- **其他化合物**：木質素、茶黃素

　　近年來許多研究顯示出不同種類的多酚化合物有助於降低肺癌、卵巢癌、結腸癌、乳癌、胃癌等罹患風險。

　　食物來源如**綠色蔬菜類、葡萄籽、洋蔥、綠茶等**。

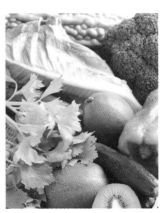

▲綠色蔬菜。

　　茶中的兒茶酚類化合物，是一種天然苯酚和抗氧化劑，有抑制癌細胞的功效。此外，茶葉中含有硒、碘與鋅，能增進免疫機能的功能。可以抑制結腸癌、胃癌。

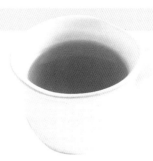

▲一杯茶滿滿都是兒茶素。

成人建議每日攝取量為 300 mg 毫克，上限為 800 mg 毫克。濃度含量由高而低為**綠茶、烏龍茶、紅茶**。

成分 8　槲皮素（quercetin）

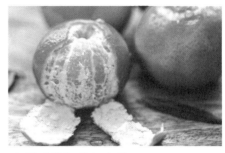

屬於黃酮類化合物衍生物的一種多酚類抗氧化物，具有抗氧化、抑制發炎反應、腫瘤細胞的增生，並且促使腫瘤細胞進行細胞凋亡的效果。可以抑制肺癌、胃癌、大腸癌。

▲ 橘子等柑橘類水果。

成年人每日攝取量為 1000mg 毫克，每日攝取上限 3000 mg 毫克為原則。食物來源如洋蔥、蘋果、番茄、綠茶、葡萄皮、柑橘類水果、西洋芹等。

成分 9　蒜蔥素（Allium）

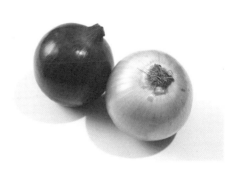

藉由抗氧化作用來清除體內自由基造成的細胞傷害，研究分別顯示，攝取大蒜與降低結腸直腸癌及胃癌有關。

▲ 紅洋蔥、白洋蔥。

成年人每日攝取量為 4mg 毫克，每日攝取上限 10 mg 毫克為原則。主要食物來源於**大蒜、洋蔥**中。

成分 10　茄紅素 （Lycopene）

茄紅素藉由抗氧化作用清除體內自由基，保護淋巴球避免受到傷害，有增強免疫能力的效果，還可以避免LDL 氧化，因此還有預防心血管疾病的功效。研究指出攝取豐富的茄紅素可以明顯降低罹患攝護腺癌的風險。

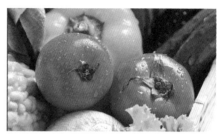

▲番茄。

成年人每日攝取量為 15 mcg 微克，每日攝取上限 45 mcg 微克為原則。食物來源如**番茄、紅西瓜、葡萄柚**中含有大量的茄紅素。比較特別的是需要和油一起高溫烹煮，其成分才容易讓人體吸收。

成分 11　薑黃素 （Curcumin）

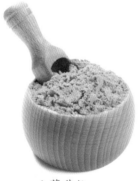

▲薑黃粉。

能抑制 NF-kB （促進腫瘤生長的關鍵轉譯因子），抑制腫瘤血管新生（VEGF），促進腫瘤凋亡。可以減少乳癌、大腸癌、卵巢癌、膀胱癌、肺癌、肝癌細胞，攝護腺癌、淋巴癌、黑色素癌的發生。

成人建議每日攝取量為 150 mg 毫克，上限為 300 mg 毫克。研究指出黑胡椒中的胡椒鹼（piperine）可以提升薑黃素的吸收率，因此薑黃可搭配少許胡椒食用。食物來源如**薑黃**。

成分 12　花青素（Anthocyanidin）

強抗氧化功能，減少自由基，抑制癌細胞生長。另外能促進眼部血液循環、改善眼睛微血管彈性；能抑制大腸桿菌附著在尿道上，減少尿道炎發生；可保護大腦神經元避免受到氧化破壞、抑制發炎反應和調節細胞傳導途徑，增加大腦的血流量，並激活控制記憶、語言和注意力的大腦區塊，有助於認知功能提升，預防阿茲海默症、失智症等大腦退化疾病。可以降低乳癌、大腸結腸癌和攝護腺癌。

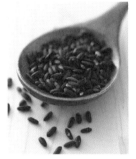

▲黑米

成人建議每日攝取量為 120 ～ 180 毫克 mg，上限為 600 mg 毫克。食物含量由多至少為**藍莓、覆盆子、黑米、黑豆、葡萄、紫高麗菜、紫洋蔥、茄子、李子、草莓、紫地瓜**。

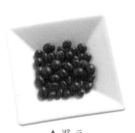

▲黑豆

成分 13　綠原酸（Chlorogenic acid）

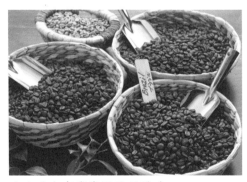

▲咖啡含有豐富的綠原酸。

具有強力抗氧化、抗菌作用；保護腦細胞，進而強化認知能力和記憶，預防失智；還能幫助抑制腸道中的壞菌，具有整腸作用；綠原酸被吸收後還會透過血液被運送到肝臟，有助於預防改善脂肪肝；能抑制體內肝糖轉化葡萄糖的過程，

延遲血糖吸收，使得血糖值不會忽然飆升；可抑制細胞分裂，加速癌細胞的凋亡。可以抑制肝癌、大腸結腸癌、攝護腺癌、乳癌、子宮頸癌。

成人建議每日攝取量為 300 毫克 mg，上限為 400 mg 毫克。食物如**咖啡**。

藉由酵素輔因子的穀胱甘肽過氧化酵素（GSH-Px）的角色，特別是可清除自由基，減少發炎反應；也參與攝護腺素的製造，能夠減少攝護腺發炎反應；可抑制細胞突變，阻斷癌細胞營養供應，促活自然殺手細胞活性（NKcell），來使癌細胞凋亡。可以抑制大腸直腸癌和攝護腺癌等。

建議成年人每日攝取量為 55 mcg 微克，每日攝取上限 400 mcg 微克為原則。食物如**海鮮類有牡蠣、大比目魚、沙丁魚、鮪魚；堅果類有巴西堅果、葵花籽、腰果、夏威夷豆；肉類有雞胸肉、牛肉、肝臟；蕈菇類有香菇、蘑菇、木耳。**

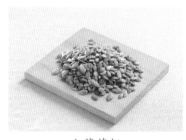

▲葵花籽。

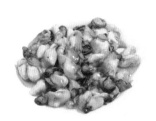

▲牡蠣。

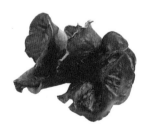

▲黑木耳。

成分 15　ω-3 不飽和脂肪酸（ω-3 fatty acids）

其代表為二十二碳六烯酸（DHA）、二十碳五烯酸（EPA）、α-亞麻油酸

（ALA）和二十二碳五烯酸（DPA），具有抗發炎作用，減少自由基；在癌細胞的微環境中，會代謝脂肪酸作為能量來源而營造出一個酸性的微環境，而這個酸性的微環境會促進癌細胞的生長，當有大量的 DHA 存在，相對有更多的脂質過氧化產物產生，癌細胞本身沒有辦法適時地清除掉脂質過氧化產物而造成癌細胞的細胞膜結構變化導致癌細胞死亡，故能抑制癌細胞生長。

可以抑制大腸癌、乳癌和攝護腺癌。建議成人每日攝取 300 到 500mg 毫克，攝取每日上限 1000 mg 毫克。食物如**秋刀魚、鮭魚、鯖魚、芝麻、亞麻籽、核桃、印加果油等**。

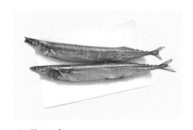

▲秋刀魚。

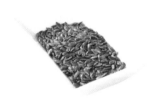

▲亞麻籽。

■ 認識致癌等級與來源

首先要避開高風險的致癌來源，參考如下：

國際癌症研究機構 IARC（International Agency for Research on Cancer）對於致癌物的分級說明：

致癌等級	定義	證據	來源
1	確認人類致癌物	充分證據	菸、酒、檳榔、甲醛、大氣空汙、病毒等
2A	極有可能為致癌物	人體研究有限動物研究充足或強烈致癌機轉	瀝青、亞硝酸鹽、紅肉、高溫烹調的食物（丙烯醯胺）
2B	可能為致癌物	人體研究有限或動物研究充足或強烈致癌機轉	阿斯巴甜、泡菜、汽油、電磁波
3	無法歸類為致癌物	證據不足	食用色素、染髮劑、煤灰

1 級致癌物	來源
食物	酒（乙醛）/ 檳榔 / 黃麴毒素 / 亞硝胺 / 苯并芘 / 口服避孕藥
氣體	菸 / 甲醛 / 煤煙 / 焦油（瀝青）/ 柴油引擎廢氣 / 大氣空氣污染
病毒	幽門螺桿菌 /B 型肝炎病毒 /C 型肝炎病毒 / 人類乳突病毒 / EB 病毒 / 愛滋病病毒

■ 防癌抗癌 5 大限制與禁止飲食

　　病從口入，從諸多臨床病例顯示，經常攝取紅肉，如牛肉、豬肉、羊肉；偏愛燒烤、油炸食物，甚至不忌加工肉品、醃製食物等，都可能是導致罹癌很大的原因之一，以下深入探討原因。

限制飲食 1 〉紅肉會削弱免疫力

　　世界衛生組織國際癌症研究機構（IARC）將紅肉（牛肉、豬肉、馬肉及羊肉）列為「2A 級」的可能致癌物。目前國外研究肉品疑似易導致罹癌因子包含：

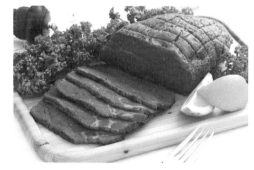

▲牛肉等紅肉是「2A 級」的可能致癌物。

血紅素鐵

血紅素鐵是於血液裡或是肌肉裡的血紅素；或是肌紅素與鐵質形成的複合物，紅肉固然含豐富鐵質，可以作為營養補充，但是鐵對人體可說是兩面刃，在體內大量的鐵一旦被氧化，會生成很多氧化物、自由基，對細胞甚至 DNA 產生很多破壞性的連鎖反應，就可能讓一般的細胞轉為癌細胞。

N-羥基乙醯神經胺酸 N-Glycolylneuraminic acid（Neu5Gc）

紅肉裡面含有一種特殊的糖分子 Neu5Gc（N-羥基乙醯神經胺酸），但是因為人體無法代謝它，接著便會產生一種名為「抗-Neu5Gc 抗體（anti-Neu5Gc antibodies）」，這是一種能讓身體產生免疫反應的分子，因此會導致慢性發炎，可能促進癌細胞生長，尤其是科學家發現在腫瘤組織中所含有的 Neu5Gc 濃度比正常組織中要高出許多，因此強烈懷疑這個分子對腫瘤的成長有所幫助。

高脂肪高熱量

紅肉含高脂肪高熱量，尤其如果累積在身上形成過高的體脂肪的話，又會形成慢性發炎狀況，一樣是刺激癌細胞生成的因子。

異環胺 Herterocyclic amine，HCAs

紅肉因富含胺基酸和肌酸（creatine），在高溫（>150° C）烹煮時，蛋白質會分解或變性而產生異環胺，溫度越高、加溫時間越長、在火焰下直接燒炙，會導致更多異環胺的生成，甚至產生致癌性高的

多環芳香烴（polyaromatic hydeocarbons，PAHs）。這兩類物質被體內經特殊的酵素代謝活化後，有可能破壞去氧核糖核酸（DNA），因而致癌，因此會提高罹患大腸癌的風險。

膽鹼破壞腸道菌相

過量肉食以及富含油脂的食物，會刺激大量膽鹼的分泌以進行消化。但是膽鹼具有殺菌能力，所以如果膽鹼分泌太過量，讓它大量進入腸道裡，就可能殺死腸道裡的益菌，破壞菌相的平衡，這就是可能的癌症起因。

而最基本且有效的因應對策就是預防便祕，減少這些致癌物在大腸與腸細胞接觸的時間。

限制飲食 2 〉高溫烹調的食物產生丙烯醯胺易致癌

世界衛生組織國際癌症研究機構（IARC）將丙烯醯胺被列為 2A 致癌物。當食材於 120 度 C 以上的溫度環境下進行調理，包括油炸、燒烤等過程時，食物中的胺基酸（天門冬醯胺）與還原糖（葡萄糖、果糖、半乳糖）等交互作用反應、形成丙烯醯胺，因此不管是澱粉類（如馬鈴薯、麵包）、富含蛋白質（肉類）之食材，經過高溫的加工都可能含有丙烯醯胺，而生成量的多寡會根據「溫度」而有差異，加工溫度愈高，生成量也愈高。

食品中除了洋芋片、薯條、餅乾、麵包，甚至是烤熟的堅果類，都是常見且含有丙烯醯胺的食品。

但是要注意到「攝取量」，並不是吃到這類食物就有問題，**要避免長期大量食用，較可行的方法為以蒸煮的方式來烹飪食材、減少食用油炸及烘烤類的食品。**

限制飲食 3 〉亞硝酸鹽易致癌

國際癌症研究中心（International Agency for Research on Cancer，IARC）確定攝入硝酸鹽和亞硝酸鹽對人類可能致癌（2A）。亞硝酸鹽在酸性或高熱的環境下，會與胺（蛋白質）反應生成**亞硝胺**，是種一級致癌物（1A）。

其中的胺類以「二級胺」為主，而通常只有在蛋白質含量高的肉類或海鮮，產生醱酵作用或腐敗的時候才會生成，千萬不能買放置太久或是沒有冷藏保存的醃肉或香腸，可能會有致癌風險。

培根、香腸、火腿跟熱狗列為「1 級致癌物」。另外硝酸鹽大部分用於無機肥料，故葉菜類含量也高，所以**隔夜發酵後的蔬菜不宜再和肉類一起食用，易產生亞硝胺。**但是新鮮蔬菜含維他命 C、E 可作為抗氧化劑，可以阻斷亞硝酸鹽轉換成亞硝胺的反應。

所以只要攝取的飲食中有充分的維他命 C 與維他命 E，理論上就不需要對於硝酸胺的生成太過憂慮。

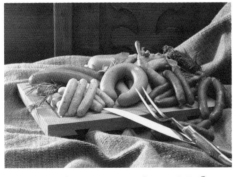

▲培根、香腸、火腿跟熱狗列為「1 級致癌物」。

禁止飲食 1 〉 酒精

被國際癌症研究中心列為「致癌一級（1A）」的致癌物質，**每天喝大約 50 克酒精的人罹患頭頸癌症的風險高 2 至 3 倍，罹患乳癌的風險高 1.5 倍。**

酒含高濃度乙醛，會在酒精進入人體後轉化而成致癌物質，因為將近有 30% 東亞人體內基因分解乙醛的酵素活性約只有一般人的 10%，平日若多喝酒，容易造成細胞病變。

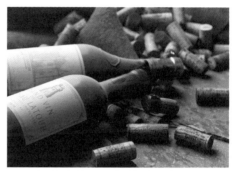

▲ 酒類是致癌一級物質（1A）。

另外**化療**過程中會加重**肝臟**代謝毒素的工作，**喝酒**會加重肝臟的**負擔**，會讓肝臟更難**分解**化療藥物，還可能加重**噁心**或**腸胃**不適的症狀，並與化療藥物產生交互作用。

禁止飲食 2 〉 精製糖（如白砂糖、紅砂糖）

精製糖就是腫瘤最愛的食物！攝取糖量相對多的人，罹癌的風險高出了一倍以上。糖本身雖然不會致癌，但卻會促進癌症，因為吃了太多的糖會造成「肥胖問題」，就會增加罹癌的風險。

德國的癌症專家則認為人類對「碳水化合物的攝取形式」會決定致癌的程度，如果攝取濃縮的糖類，例如食品添加糖，會讓血糖快速升高，使健康細胞的發酵代謝負擔過大，導致代謝障礙，而「代謝障礙」正是導致癌症引發的因子之一。像是肝癌、乳癌、子宮頸癌、攝

護腺癌、卵巢癌、胰臟癌等癌症，都與肥胖與代謝症候群有關。

而研究指出高ＧＬ（指食物中的澱粉密度）飲食者罹患攝護腺癌的風險比低 GL 飲食的人多出 26%，而罹患胰腺癌與大腸癌的風險則分別多出 41% 與 44%。

「人工精煉」的單糖或雙糖這類「精製糖」才會使血糖快速上升，胰島素劇烈分泌反應，而刺激癌細胞形成與生長，像是冰糖、砂糖。

至於「天然」的水果、蔬菜、穀類食物，是多糖的碳水化合物，富含纖維、礦物質與各種營養素，不但可以調節血糖與胰島素反應，還可以強健免疫系統，所以具有抗癌的功能。

所以要多吃富含多種營養素的「天然糖」，例如水果、蔬菜、地瓜、五穀，少吃如**糖果、蛋糕、餅乾、麵粉製成的麵條、麵與土司、含糖飲料等「精緻糖」或「精緻澱粉」**。

好糖	
天然糖	天然新鮮蔬果食物成分多元，營養均衡，所含醣類適量。
蜂蜜	天然蜂蜜含醣類之外，還有多酚類黃酮，有抗氧化作用。
黑糖	由蔗糖粗製而來，含多種礦物質和維生素，有抗氧化作用。

壞糖	
冰糖	由蔗糖精細製造而來，分子較大，無其他營養成分，癌細胞吸收快速。
砂糖（白砂、紅砂）	由蔗糖精細製造而來，分子較小，無其他營養成分，癌細胞吸收快速。
代糖	阿斯巴甜，是一種甜味劑，為 2B 級可能致癌物。

▲冰糖（左）、白糖（中）、砂糖（右）都是壞糖，最好都不要吃。

7 嚴格控管體重、防止 身體癌變的生活好習慣

■ 肥胖與罹癌的親密關係

首先，肥胖的定義為 BMI>24。若體重超過理想體重的 40%，則在男性會增加 33% 罹癌的機會，在女性會增加 55% 罹癌的機會。

下表為衛生福利部的癌症調查研究：

癌症種類	BMI>40 較正常者離癌機率風險
子宮體癌	7.1 倍
食道腺癌	4.8 倍
胃癌、肝癌、腎癌	1.8 倍
腦膜癌、多發性骨髓癌、胰臟癌	1.5 倍
大腸癌、膽囊癌	1.3 倍
停經後乳癌、甲狀腺癌、卵巢癌	1.1 倍

可能的機制為：

脂肪組織會製造過多的雌激素》高濃度的雌激素會刺激子宮內膜

生長，長期下來會造成子宮內膜過度增生和子宮內膜癌。

　　過多脂肪攝取會增加腸道內膽酸的分泌➡膽酸在腸道細菌的作用下，會形成催化腫瘤成長的代謝物，加速大腸直腸癌的形成。在腸道經細菌的催化後，也會產生致癌性的物質（N-nitrosamines）及催化腫瘤成長的物質。

　　脂肪組織會刺激身體產生高胰島素血症➡長期的高胰島素血症會減少血中的類胰島素生長因子結合蛋白（IGF binding protein，IGFBP，正常功能為結合血中的 IGF-1），因此血中第一型類胰島素生長因子 （insulin-like growth factor-1， IGF-1）便會上升比較容易激發癌細胞的生長。

　　肥胖的人經常處於慢性發炎狀態➡因為巨噬細胞也會浸潤在白色脂肪組織內，過度分泌發炎因子包括 TNF-α、IL-6 等，而作為分泌這些前發炎細胞激素的主要來源，會增加致癌的風險。

　　脂肪組織會刺激身體分泌過量促生長因子➡如第一型類胰島素生長因子（IGF-1）、血管內皮生長因子（VEGF），這些生長因子會促使供應癌細胞營養的血管增生，導致癌細胞增生。

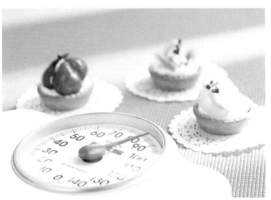

▲減少醣類和控制脂肪攝取，控制體重，防止身體癌變，至關重要！

肥胖會導致「免疫反應減弱」、及「氧化壓力增加」➡這些情況會降低殺死癌細胞的能力，也會增加癌細胞的生長。

肥胖為萬病之源，因此，不論從飲食習慣要減少醣類和控制脂肪攝取，或是養成規律生活作息，勿熬夜於 11 點前就寢，或是每日 30 分鐘的規律有氧運動習慣，嚴格控制體重，防止身體癌變，至關重要！

■ 正確且規律運動可加速受損器官修復

癌症治療過程中，患者會有疲倦無力的虛弱狀況，這就是所謂的**癌疲憊**。正確的運動可以慢慢改善體內經絡功能與氣血的循環，包含增加病患腸胃消化吸收功能，能加快受傷細胞修復，自然骨髓的各種細胞的再生能力也會加快，**適合的運動如快走、太極、氣功等。**

而不符合體力太過於激烈運動，例如**困難的爬山或球類比賽運動等，容易產生呼吸喘促與肢體受傷的狀況，反而會讓身體增加受傷的機會；**而持續不運動，時常久坐與臥床，則會明顯減少身體的代謝循環與減緩修復，容易持續累積化療藥物的毒性，導致傷害肝腎功能與心臟骨髓抑制。

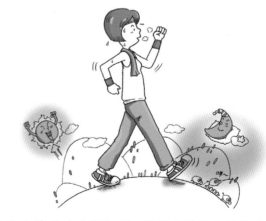

▲快走等正確的運動可以慢慢改善體內經絡功能與氣血的循環。

研究指出，**運動的頻繁程度與罹患大腸癌的風險有直接的關係，運動量越多的人，罹癌機率比運動量最少的人少 24%**，因為能夠減少體內的發炎和免疫因子，所以透過規律運動能有助抵抗大腸癌。也能讓身體更有效運用胰島素，讓人能夠平衡攝取的卡路里和消耗的能量，就能維持健康的體重，減低肥胖的風險，也能降低罹患糖尿病和高血壓的風險。

「有氧運動」是其中的重點，例如前述的**快走、太極、游泳、瑜珈**。並且運動時，身體會釋放稱為腦內啡（Endorphins）的化學物質，能夠讓人感受愉悅，能有效幫助受憂鬱之苦的患者。找到適合的運動，能適時放鬆，享受人生。

癌疲憊適合的運動		
緩和運動	白天在公園「散步」30分鐘	保持基本心肺量
每日必須保養運動		
有氧運動	快走、超慢跑、慢跑、游泳球類運動（宜於白天樹木多、含氧量多處）	提升心肺活量，促進血液循環，增加器官含氧量。
增肌運動	重量訓練	增加肌力幫助提升血液循環
被動運動	按摩、指壓、SPA	舒緩緊繃肌肉，調節自律神經
伸展運動	瑜珈、太極拳、八段錦、氣功	調和自律神經，減少乳酸堆積

■ 啟動抗癌免疫力，從釋壓開始

長期的高壓會使大腦釋出信息，刺激腎上腺釋出皮質醇和腎上腺素之類的荷爾蒙，細胞長期暴露在這些壓力荷爾蒙之下，便會引發各種免疫反應。

促使體內自由基增加》導致 DNA 和免疫功能受損。

長期的壓力會產生大量的細胞激素》像是 TNF-α、IL-6 這類發炎性蛋白會增加發炎的可能性，從而損害免疫功能，促進癌細胞生長。

因此降低異常細胞啟動細胞凋亡和修復 DNA 的能力，這種能力是身體自我調節的一種重要抗癌機制。

麻省綜合醫院腫瘤專家在《與癌共存》一書中，提供了若干的抗癌釋壓對策，我很認同，整理重點給大家參考：

1. **分散注意力**：努力分心去做其他事，比如看電視、上網或觀察動物。
2. **樂觀**：常常讓自己期待的事情，可以是跟朋友逛街和吃美食，或是輕鬆旅行。
3. **感恩**：每天寫下三件值得感恩的事。
4. **歡喜**：把握在當下，享受一些簡單的事情，例如看山看海、看日出日落、看體育賽事，或是與親人朋友交流。
5. **靜坐和禱告**：禱告和靈修可以讓精神有所寄託，不會胡思亂想。
6. **幽默**：一笑解千愁，可以讀些笑話或看看喜劇，歡笑可以釋放腦內啡，使身體感到愉悅。

7. **心流**：指的是全身心投入及享受的一種狀態，可以忘記一切俗事，像是畫畫，聽音樂。

8. **理智化**：尊重專業醫師建議自己的癌症治療。

9. **解決問題**：一樣一樣解決研究癌症治療的選項，包括各種另類療法。

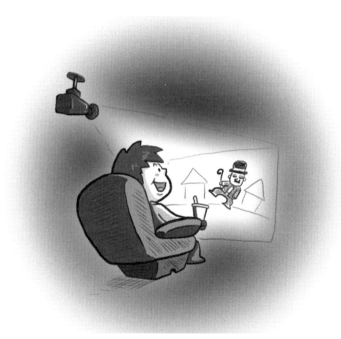

▲抗癌釋壓對策之一就是，努力分心去做看電視等其他事情。

■ 對的時間曬太陽搭配有氧運動有益健康

《素問・生氣通天論》曰：「陽氣者，若天與日，失其所則折壽而不彰，故天運當以日光明，是故陽因而上，衛外者也。」闡述陽氣

在人體扮演極為重要的角色，就像天與日，有陽則可生，無陽則委死。故必須每日吸收陽光，轉換為體內的陽氣，來抵禦外邪入侵。

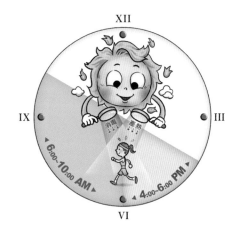

陽光中的紫外線可以殺菌、紅外線可以產熱，每日照射 30 分鐘以上的和煦陽光，建議早上六點至十點和下午四點至六點的陽光，身著短褲和短袖，不可塗抹防曬油，搭配做些有氧運動，更能有效吸收陽光。

▲ 對的時間曬太陽，搭配有氧運動，絕對有益健康。

陽光的 6 大作用

控制生物鐘➡藉由明暗變化調控生理時鐘，讓新陳代謝正常進行，內分泌平衡協調。

快樂愉悅來源➡當陽光進入我們的視網膜後，透過神經傳導，會促進大腦裡松果體的分泌血清素（serotonin），這是一種與「快樂賀爾蒙」，可以產生愉悅感，幫助情緒穩定，讓我們感到正向樂觀，改善憂鬱心情和舒解過大的壓力。因此都說雨天讓人憂鬱，就是因為缺乏陽光。

改善睡眠品質➡到了夜晚，進入眼睛光線減弱以後，大腦的血清素會轉變成褪黑激素（melatonin），讓人容易進入深沉睡眠。

　　產生維生素 D ➡ 幫助皮膚合成維生素 D3，再於小腸中結合鈣的吸收，促進骨質新生，保持骨骼的健康。

　　強化免疫力 ➡ 促進防禦細胞白血球的產生，幫忙吞噬入侵人體的病菌，並即時消滅過多的不正常細胞，避免人體受到病毒細菌感染與抑制癌細胞的生成。

　　調控血壓 ➡ 能刺激一氧化氮的生成，一氧化氮可以使血管擴張，而降低血壓，對於心血管疾病有很好的防治效果。

有益身心健康的 6 大重點

　　掌握以下 6 個重點，絕對有益身心健康：

1. 維持理想體重：身體質量指數應維持在 18.5 及 24 間。
2. 規則作息，早睡早起。
3. 每天 30 分鐘有氧運動，心跳每分鐘超過 120 次。
4. 每日於陽光下吐納運氣，吸收新鮮氧氣，至少 30 分鐘。
5. 多往森林瀑布負離子能量多的地方。
6. 保持心情愉快，產生腦內啡增強免疫力。

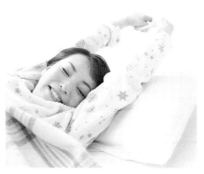

▲ 規則作息，早睡早起。

【臨床實證】
9大癌症
中西醫互補療法個論

大腸癌　　肺癌　　乳癌　　肝癌　　胃癌

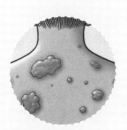  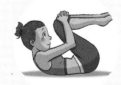

本部分探討大腸癌、肺癌、乳癌、肝癌、胃癌、胰臟癌、子宮頸癌、卵巢癌及子宮內膜癌的中西醫互補療法。各類癌症均介紹了病因、症狀、病理分類及分期，並包括西醫的化療、標靶治療、放療及其他療法。中醫以扶正袪邪為基礎，針對手術後、化療、放療等不同階段進行調理，減少副作用。

　　此外，建議癌症患者維持健康飲食、適當運動及良好生活習慣，並進行定期檢查。個案病例則展示了各種癌症的治療過程及中西醫結合的療效。

胰臟癌　　　　子宮頸癌　　　　卵巢癌　　　　子宮內膜癌

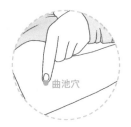

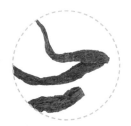

台灣大腸直腸癌的發生率逐年增加，根據衛生福利部統計其中發生率分別占男性癌症的第 1 位與女性癌症的第 2 位，居所有癌症死亡率的第 2 位及第 3 位。

大腸癌分期	5 年存活率
第 1 期	90%
第 2 期	70%
第 3 期	50%
第 4 期	5%

■ 致癌病因

1. 和遺傳、基因有關

大腸直腸癌的病人約有 20% 的比例和遺傳、基因的因素有關，如果認為和遺傳因素有關的大腸直腸癌，也可以做基因檢測，如 MMR（mismatch repair gene） 基因、APC（adenomatous polyposis coli） 基因、MUTYH（MutY human homologue） 等基因篩檢。

2. 和生活習慣、飲食、肥胖、缺乏運動有關

　　大腸直腸癌的病人約有 80% 的比例和生活習慣、低纖維高脂肪飲食、肥胖、缺乏運動等有關。其中**食用高脂肪的食物**是造成大腸癌最主要的因素。

　　當吃了高油脂的食物時，為了乳化脂肪，膽汁就會從膽囊中釋放出來到十二指腸，其主要成分中 12% 是膽酸，膽酸分為初級膽酸和次級膽酸，初級膽酸在肝臟製造，會和甘胺酸或牛磺酸鍵結成結合型膽酸，在小腸處促進脂肪的消化吸收。到了迴腸末端，95% 的膽鹽被再吸收，只剩下 5% 到大腸。5% 膽鹽會被腸道菌代謝成次級膽酸，如果碰到了壞菌（主要幫兇是厚壁菌門中的莢膜梭菌和梭桿菌門），產生過量的去氧膽酸，就成了致癌物，大腸經過致癌物質的慢性刺激會形成癌症，以直腸及乙狀結腸最為常見，其次為右側的升結腸。

　　根據美國癌症研究協會指出，**久坐不動**者增加 20% 晚期結腸直腸癌風險，

　　21 至 25% 的大腸癌可以透過運動與體重控制來預防；而有規律運動跟不太運動的癌友相比，可以降低 39% 大腸直腸癌死亡風險。

危險因子

1. 多發性息肉症候群的患者
2. 罹患潰瘍炎性大腸炎、克隆氏腸炎
3. 得過息肉、大腸腺瘤
4. 骨盆腔曾接受放射線治療者

5. 五十歲以上：因為超過 90% 的大腸癌病人，年齡大於五十歲
6. 得過乳癌、卵巢癌及子宮內膜癌者
7. 家族史（一等親有大腸癌、一等親有 2 人以上有癌症）
8. 高熱量、高脂肪及低纖維飲食有關
9. 飲酒和吸菸者
10. 久坐不動，缺乏運動者

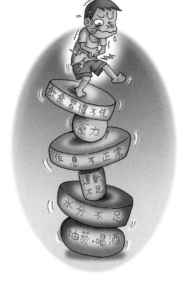

▲大腸直腸癌的病人約有 80% 的比例和生活習慣、低纖維高脂肪飲食、肥胖、缺乏運動等有關。

■ 常見症狀

　　大腸直腸癌大部分是由息肉演變而來，約有 40% 的比例大腸直腸癌發生在近端結腸的位置，發生在近端右側位置的大腸癌，其症狀則以疲倦、貧血、腹瀉、腹部腫塊等。

　　約 60% 的比例發生在遠端結腸、直腸的位置。發生在遠端左側位置的大腸癌，其症狀包括直腸出血、排便習慣改變、新發生的便秘或腹瀉、大便變細小和腹痛等症狀，以上的症狀可能是因為大腸阻塞所導致。發生在直腸位置，其症狀包括排便急迫感、裡急後重感、排便時會帶血或粘液、排便不完全感等。

高危險症狀

1. 排便習慣突變，例如腹瀉或持續便秘、糞便變成細條狀等
2. 大便帶血、黑色、帶黏液

3. 大便時感覺尚未排清，但未能排出

4. 腹部發脹、腸絞痛

5. 體重下降

6. 身體出現貧血症狀，例如手腳冰
冷、心跳加速、面色蒼白、頭暈
等

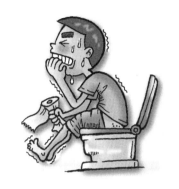

■ 醫學檢查

▲排便習慣突變，例如腹瀉或持續
便秘、糞便變成細條狀等，是高
危險症狀之一。

1. 糞便潛血檢查

2. 肛門指診

3. 乙狀結腸鏡

4. 大腸鏡檢查

5. 下消化道雙重對比 X 光檢查

6. 血清癌胚胎抗原 （CEA）

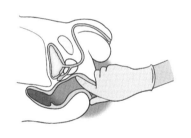

▲肛門指診。

■ 病理分類

1. 原位腺癌 （Adenocarcinoma in situ）

2. 腺癌 （Adenocarcinoma）

3. 黏性癌 （Mucinous carcinoma） colloid type （50% 以 上 為
黏 液）

4. 戒指細胞癌 （Signet ring cell carcinoma） （50% 以 上 為 戒
指 細 胞）

5. 鱗狀細胞癌 （Squamous cell carcinoma）

6. 腺鱗狀癌 （Adenosquamous carcinoma）

7. 未分化癌 （Undifferentiated carcinoma）

■ 癌症分期

Tis	原位癌：上皮細胞層內或只侵犯到固有層 （lamina propria）
T1	腫瘤侵犯到黏膜下層
T2	腫瘤侵犯到肌肉層
T3	腫瘤侵犯穿透肌肉層至漿膜層，或無腹膜覆蓋之大腸及直腸周圍組織
T4	腫瘤直接侵犯至其他器官或結構，以及／或穿過腹膜的臟器層 （visceral peritoneam），例如直接侵犯包括藉著漿膜而侵犯至其他段落的大腸直腸
N1	有 1 至 3 個局部淋巴結轉移
N2	有 4 個以上之局部淋巴結轉移
M1	有遠處器官轉移

■ 西醫治療與可能副作用

手術治療

　　大腸直腸癌治療，最有效治癒的方法是手術切除，手術方式包括傳統剖腹手術及微創腹腔鏡手術，兩者皆可做到根治效果。對於已有轉移，不能作根除性手術者，則改採取姑息性切除、繞道手術、大腸

人工造口術，以解除阻塞等症狀。對除了發生黃疸、腹水等晚期病症外，大腸直腸癌患者均應積極接受手術治療，切除病灶。

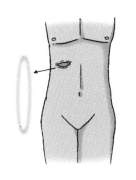

▲人工造口手術。

注射化學治療

FOLFOX；Leucovorin（Folinic acid）＋5-FU＋Oxaliplatin。

Fluorouracil（5-FU）： 抗腫瘤抗代謝物，抑制癌細胞的 thymidylate synthetase，干擾 DNA 的合成；能嵌入 RNA，從而干擾 RNA 和蛋白質的合成，進而破壞癌細胞生成。

Oxaliplatin： 新一代 platinum 類抗癌藥，其經身體轉化後之水解產物與去氧核糖核酸（DNA）作用後，形成 DNA 股內及股間的交互聯結（intra and inter strand crosslinks），經破壞 DNA 合成達到細胞毒性及抗癌效果。

Oxaliplatin 和 5-FU 合併使用時，體外和體內試驗都證實，會有細胞毒性加成作用。

Leucovorin（Folinic acid）： 是葉酸拮抗劑（如 methotrexate,pyrimetham trimethoprim）所引起的血液及網狀內皮組織毒性的強效解毒劑。可「解救正常細胞」免於毒素效應，緩解因葉酸缺乏所引起的骨髓及胃腸細胞的破壞，盡力維持人體維持基本血球生成和腸胃功能。

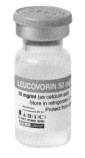

▲ Leucovorin（Folinic acid）葉酸拮抗劑。

1. 噁心、嘔吐

2. 骨髓抑制，包括白血球低下、貧血、血小板減少。

3. 口腔炎

4. 皮疹及指甲有色素沈著的情形

5. 禿頭

6. 影響肝功能

7. 手足症候群，手掌腳掌紅腫疼痛或脫皮起水泡。在給藥後一週內將手、腳浸浴在冷水中，盡量保持手腳涼爽，並擦護手霜。

8. 周圍感覺神經毒性症狀

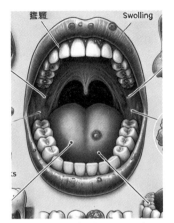

▲發生口腔炎是使用化療注射劑後常見的副作用之一。

FOLFIRI：Leucovorin（Folinic acid）+5-FU+Irinotecan。

Irinotecan：是喜樹鹼（camptothecin）的半合成衍生物，是一種能專門抑制 DNA 第一型拓樸異構酶的抗腫瘤藥物，會誘導單股 DNA 產生損傷，進而阻斷 DNA 複製叉（replication fork），產生細胞毒性。

副 作 用

1. 噁心、嘔吐、腹瀉。

2. 血球低下，包括貧血、白血球低下、血小板減少。

3. 口腔炎，嘴巴潰瘍、喉嚨痛。

4. 皮膚紅疹

5. 禿頭。

6. 關節及肌肉痠痛，周邊末梢神經病變，四肢麻木或疼痛

7. 急性膽鹼性症候群：腹瀉、腹部痙攣、結膜炎、視力障礙、瞳孔縮小、低血壓、盜汗、眩暈、唾液增加。

8. 肝功能異常，膽紅素上升。

9. 肺部毒性：間質性肺病，呼吸困難、咳嗽以及肺臟發炎。

口服化學治療

Capcitabine：Xeloda，截瘤達

Capecitabine 為 fluorouracil 之前驅藥物，經人體代謝後會轉換成為 fluorouracil（5-FU），進而產生相關毒殺癌細胞的作用。

副作用

1. 腹瀉、腹痛。

2. 噁心、嘔吐。

3. 口腔炎

4. 手足症候群，掌足紅腫疼痛。

5. 白血球低下、血小板低下。

6. 心臟毒性。

7. 肝、腎功能上升。

UFUR，友復，是 Tegafur 和 Uracil

Tegafur 為 fluorouracil 之前驅藥物，經人體代謝後會轉換成為 fluorouracil（5-FU），進而產生相關毒殺癌細胞的作用。

副作用

1. 腹瀉
2. 噁心、嘔吐
3. 口腔發炎
4. 骨髓抑制

標靶治療

Bevacizumab：Avastin，癌思停

對抗血管內皮細胞生長因子（vascular endothelial growth factor ,VEGF）的抗體可以阻斷癌細胞的血管新生，有效抑制腫瘤的生長及轉移，會使癌細胞死亡。

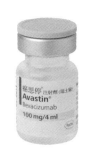

▲癌思停。

副作用

1. 傷口會不容易癒合與容易出血
2. 腸胃道穿孔、腸阻塞
3. 靜脈血栓栓塞
4. 中風
5. 心肌梗塞、心臟衰竭

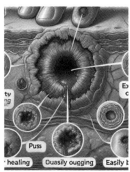

▲傷口不容易癒合與容易出血，也是標靶治療常見的副作用之一。

6. 高血壓

7. 白血球減少

Panitumumab（適用於 KRAS/NRAS WT gene 突變）

Erbitux，爾必得舒是注射單株抗體藥物，選擇性的與「表皮細胞生長因子（Epidermal Growth Factor）」結合，阻斷腫瘤細胞內的各項訊息，細胞繁殖週期變化、血管生成、細胞移動和細胞侵入等，造成腫瘤細胞無法生長。

副作用

1. 腸胃不適：腹瀉、便秘、噁心嘔吐、腹痛。
2. 皮膚症狀：蕁麻疹、坐瘡樣紅疹
3. 肺部毒性：間質性肺病，呼吸困難、咳嗽、疲倦以及肺臟浸潤。
4. 低血壓
5. 腎臟功能不良
6. 發燒及頭痛
7. 輸注過敏反應：發燒、寒顫、發熱、皮疹、呼吸困難、頭痛、手、皮膚發紅、腫脹，會癢或痛，有硬塊、體重減輕等。

放射治療

目前放射治療使用在大腸直腸癌的情況是手術前的放療，讓腫瘤縮小後再手術，及處理手術後處理照射未完全切除的殘餘腫瘤。或是緩解性放療，只為減緩症狀，減輕不舒服。

1. **放射性皮膚炎**：局部照射的皮膚會有發紅搔癢，甚至起水泡的灼傷出現。
2. **放射性腸炎**：在治療約二到三星期後，因腸道受到照射，可能會有腸道動加快，腹瀉的狀況，嚴重時會有便血或腸黏液。少數案例會在治療結束後數年後再度發生腸炎的狀況。

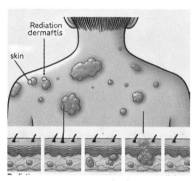

▲局部照射的皮膚會有發紅搔癢，甚至起水泡的灼傷出現，是放療常見的副作用之一。

■ 中醫互補治療與調養

大腸癌在中醫是屬於腸覃、鎖肛痔等範疇。

《靈樞,水脹》有云：「腸覃者，寒氣客於腸外，與衛氣相搏，氣不得榮，因有所系，癖而內著，惡氣乃起，息肉乃生。其始生也，大如雞卵，稍以益大，至其成，如懷子之狀，久則離歲，按之則堅，推之則移，月事以時下，此其候也。」

《外科大成》云：「鎖肛痔，肛門內外如竹節鎖緊，形如海蜇，裡急後重，便糞細而帶扁，時注臭水，此無法治。」

《黃帝內經》記載：「飲食自倍，腸胃乃傷」，說明腸胃問題與飲食有強烈的關係。

中醫認為大腸癌的成因包括內因和外因，內因以正氣虛損和情志

失調為主，外因以外邪入侵和飲食所傷為主。正氣虛損指臟腑功能失調，導致元氣不足，人的抵抗能力下降。還有肝氣鬱結也會造成氣血瘀滯，另外經常食用生冷寒涼、油炸燒烤、高粱厚味的食物，便會有濕熱或痰濕積聚於腸道，損傷脾胃，久而成為腫塊。

中醫互補療法原則

中醫藥治療以辨證論治為原則，多為大腸濕熱實證，瘀毒內結，症狀包括腹痛，便血，肛門灼熱，治療時以清熱利濕，化瘀解毒，可用半枝蓮、敗醬草、薏苡仁等清熱解毒利濕之藥物，白頭翁湯、葛根芩連湯為常用藥方之一，便血者可以加仙鶴草、地榆、藕節等涼血止血。

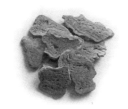

▲白朮是「四君子湯」的其中一味。

治療時可以輔助健脾補腎的藥材，常用四君子湯、保和丸等藥方，讓腸胃元氣充足。

手術後期間中醫互補藥方

大腸手術後因腸道縮短，容易出現腸內水分吸收不及，而腹瀉的現象，患者會有大便1日超過10次、水瀉、大便失禁的狀況，這時候使用一些健脾益胃、收澀去溼的中藥，來幫助腸消化吸收功能恢復，如參苓白朮散、香砂六君子湯、五苓散、白扁豆、訶子等。

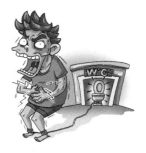

▲如果有腸道不規則蠕動、腹脹等現象，可以用桂枝茯苓丸等方子幫助恢復腸道功能。

也有因手術後產生腸沾黏現象，造成便秘、腸絞痛等，是痰瘀阻腸，可以用活血化瘀、潤腸通便的中藥例如桂枝茯苓丸、潤腸丸、麻子仁丸等，來幫助腸道規則蠕動，減少腹脹現象，恢復腸道功能。

化療期間中醫互補藥方

大腸癌的化療常需要 10 次以上，骨髓抑制是很常見的副作用，白血球低下有感染敗血症的風險，也會造成療程的中斷，這時可配合中藥的補益藥材來補氣益血，幫助骨髓功能修復，促進血球製造，例如補中益氣湯、歸脾湯、黃精、雞血藤、女貞子等。

腸胃道的副作用噁心欲嘔、便秘、腹瀉，可以用半夏瀉心湯、平胃散來降逆止嘔，麻子仁丸、生地黃來潤腸通便，葛根芩連湯、霍香正氣散來涼血清熱、收澀止瀉。

常會有手足口症，四肢末梢紅腫龜裂、口腔潰瘍，是熱毒積聚末梢，可以用玉女煎、黃連解毒湯等清熱解毒的藥材來散火滋陰，修復受損的黏膜組織，修復四肢循環。

也可能造成肝臟發炎，肝臟指數上升，產生倦怠無力的症狀，可用茵陳蒿湯、柴胡疏肝散、敗醬草、蒲公英來疏肝理氣、利膽退黃，修補肝臟組織。

標靶期間中醫互補藥方

癌思停（Avastin）會阻斷血管新生，造成腸胃出血，所以要健脾益胃，來強化腸胃黏膜，給予麥芽、砂仁等中藥。也會破壞腎功能造

成蛋白尿，故需清熱利濕來維持腎臟功能，給予五淋散、豬苓湯、茯苓、澤瀉等中藥。

若腎功能指數異常則須根據體重調整中藥劑量，來避免藥物代謝不良增加腎臟負擔，基本藥量為每天每公斤 1 公克，也可用六味地黃丸、濟生腎氣丸、六月雪、白埔薑、徐長卿等藥材來修復腎臟組織。

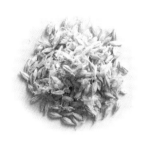
▲ 麥芽等中藥可以強化腸胃黏膜，健脾益胃。

爾必得舒（Erbitux）可能會造成肺部纖維化，患者容易感到胸悶、呼吸喘促、咳嗽，這時可用清肺潤燥的中藥來修復受破壞的肺組織，降低肺發炎的狀況，保護肺部功能，例如清燥救肺湯、沙參麥冬湯、百合固金湯等。

放療期間中醫互補藥方

腹腔接受放療照射後可能造成熱毒積聚腸道，導致放射性腸炎，患者會有腹瀉、腹痛、便血等症狀，這時可用清熱利濕的中藥來澀腸止瀉、涼血止血，例如葛根芩連湯、白頭翁湯等。並適量補充蓮藕茶或椰子水來幫助熱毒消散。

■ 健康飲食

1. 補充膳食纖維、全穀

　　膳食纖維分別有非水溶性及水溶性兩種。

　　非水溶性膳食纖維，以纖維素為代表像是穀類、蔬菜、豆類等，這些食物會在胃腸裡吸收水分後膨脹，刺激腸道，讓蠕動作用更旺盛，排便更為順暢。

　　水溶性膳食纖維，以果膠為代表，多含於水果、昆布等食物中，纖維本身會溶於水，然後變成凝膠狀，讓食物在腸內很緩和的移動，使小腸在吸收養分及醣類時，也會變得非常緩慢，水溶性膳食能夠抑制飯後血糖值上升。所有膳食纖維都會在大腸道內發酵和分解，能讓比菲德氏菌等好菌增加，就能讓腸道內環境變好。

　　富含膳食纖維的食物有：**五穀類（燕麥、薏仁、糙米等）、水果（香蕉、蘋果）、蔬菜（高麗菜、秋葵、昆布、海藻、蒟蒻等）、豆類（黃豆、米豆）。**

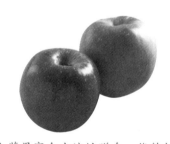

▲蘋果富含水溶性膳食，能夠抑制飯後血糖值上升。

2. 改善腸道菌叢

　　腸子內面的腸道細菌種類有幾百到上千種之多，這層屏障兼具養好菌和防堵壞菌入侵血管和腹腔的功能。研究發現，脆弱擬桿菌（Bacteroides fragilis）和大腸桿菌（Escherichia coli）竟能穿透

屏障，緊貼著腸道壁大量繁殖，接著大腸桿菌和脆弱擬桿菌分泌毒素，損毀腸道細胞的 DNA，又使細胞發炎，使腸道長出息肉，日久變成癌症。所以維持良好的腸道菌叢是腸道健康的關鍵。

適量攝取益生菌，有助於改善腸道菌叢，例如**優酪乳、優格、果寡糖**。美國研究指出每週吃兩份以上優格，大腸長出腺性息肉的機率少 19%，長出有癌化風險的腺瘤機率更減少 26%。

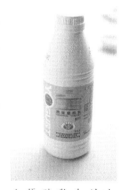

▲ 優酪乳含益生菌，有助於改善腸道菌叢。

攝取膳食纖維可增強大腸微生物代謝，以抵抗異常增生，例如地瓜含果寡糖，另外運動也可促進腸道健康。

3. 補充 Ω-3 不飽和脂肪酸

不飽和脂肪酸都有助於調節免疫功能，Ω-3 可以抗發炎和幫助免疫力上；Ω-6 主要是保護細胞結構，調節代謝功能；Ω-9 則扮演修補作用。Ω-3 包含了 EPA（二十碳五烯酸）、DHA（二十二碳六烯酸）及 ALA（亞尤酸）， DHA 與 EPA，可促進腦部與神經發育，對於心臟、眼睛有保健效果。

Ω-3 對健康非常有益處，但是人體自身是無法合成，只能靠飲食來獲得，從植物油中可攝取到 ALA，而 EPA 和 DHA，則需要吃海洋動物或植物油來補充，例如**鯖魚、沙丁魚、秋刀魚、鮭魚、核桃、紫蘇籽油、亞麻仁油**。

歐洲研究報告顯示：每週吃魚 2 到 3 份的人，罹患大腸直腸癌的機率少 12%。脂肪多的魚，有較高含量的 Ω-3 不飽和脂肪酸，包括鮭魚、鯖魚、鮪魚、鯡魚等，其防癌效果優於脂肪含量少的魚。魚類還富含維生素 D、維生素 B12、硒和特殊氨基酸，也是防癌原因。

4. 多加攝取深綠色蔬菜以及十字花科蔬菜

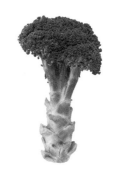

如**紅蘿蔔、高麗菜、花椰菜、大白菜**。蔬果中的胡蘿蔔素、吲哚硫化合物、維生素 E 等抗氧化物質，藉由阻止癌細胞生長與促進癌細胞凋亡，有利於預防大腸癌。高麗菜就是天然的胃藥，所含的吲哚 -3- 甲醇（indole-3-carbinol，I3C）經過身體的代謝會減緩發炎反應。在動物實驗中發現，餵食老鼠給十字花科蔬菜，會延緩甚至終止大腸腫瘤細胞的發展。

▲餵食老鼠花椰菜等十字花科蔬菜，會延緩甚至終止大腸腫瘤細胞的發展。

5. 建議攝取蒜蔥素（Allium）

主要於大蒜、洋蔥中，藉由抗氧化作用來清除體內自由基造成的細胞傷害，而對抗大腸癌。**未經高溫烹煮的切片（碎）大蒜、洋蔥等，**能保留蒜素，建議每日食用 2 至 3 瓣。但是蒜蔥素耐熱度不佳，溫度 50 至 60 度就會大幅被分解破壞失去活性，因此大蒜可以生吃的話是最好的，必須將大蒜拍碎或切碎後靜置 10 分鐘，待大蒜體內的酵素作用後才會促使它游離出來，另外也能在起鍋時將大蒜加入菜餚中，減少高溫的破壞。

6. 補充類黃酮素 (Flavonoid)

柑橘類水果、葡萄、蘋果、茄子、葉菜類富含類黃酮素，主要藉由抗發炎來預防癌細胞產生。

2016 年 9 月登載在期刊《英國營養學雜誌（British Journal of Nutrition》之中的研究指出，蔬果中的黃酮類化合物都可能有助於預防腸癌，而其中又以葡萄柚等柑橘類水果效果更佳。黃酮類化合物之中的花青素、黃烷酮、黃酮，都可能有降低腸癌機率的效果：

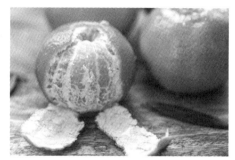

▲柑橘類水果中的黃酮類化合物可能有助於預防腸癌。

- 攝取最多黃烷酮的組別，罹患腸癌的機率低了 72％。
- 攝取最多花青素的組別，罹患腸癌的機率低了 20％。
- 攝取最多黃酮的組別，罹患腸癌的機率低了 46％。

7. 補充藻類

含有硫酸基之多醣體，可抑制癌細胞的增殖及誘導癌細胞凋亡作用，如**藍藻、綠藻、引藻 、褐藻**等。高醫的『Hi-Q 小分子褐藻醣膠應用於轉移性大腸直腸癌患者之臨床研究』顯示，癌細胞控制率達 92.8％。北醫研究青絲藻萃取物對於大腸直腸癌有專一性的抑制而不影響非惡性細胞株，

■ 限制飲食

1. 高糖食物

GI（Glycemic index，簡稱 GI），中文為「升糖指數」，指的是食物經腸胃道消化吸收後，對體內血糖的影響力，為血糖上升快慢的數值指標。高 GI

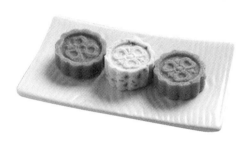

▲糕餅是高 GI 食物，也是絕對 NG 食物。

就是血糖上升快速的食物，通常澱粉含量較高，低 GI 飲食，主要避免血糖大量快速上升，造成胰島素大量分泌來降血糖，這時會刺激肝臟合成 IGF-1 生長激素，多項研究指出，IGF-1 是腫瘤生長的最愛養分之一，會導致癌細胞惡化或擴散。

低 GI 食物	燕麥、紅藜、地瓜、玉米、義大利麵、全脂牛奶、芭樂、蘋果
高 GI 食物	蛋糕、餅乾、含糖飲料、白吐司、白麵條、西瓜、龍眼

2. 紅肉

研究指出每天每多吃 100 公克紅肉，也會提高大腸癌風險 17%。

紅肉（牛肉、豬肉、馬肉及羊肉）被列為「2A 級」的可能致癌物。紅肉含高脂肪高熱量，尤其如果累積在身上形成過高的體脂肪的話，會形成慢性發炎狀況，是刺激癌細胞生成的因子。另外肉類因富含胺基酸和肌酸，在高溫 (>150° C) 烹煮時，蛋白質會分解或變性而

產生異環胺，溫度越高、加溫時間越長、在火焰下直接燒炙，甚至產生致癌性高的多環芳香烴（polyaromatic hydeocarbons, PAHs）。這兩類物質被體內經特殊的酵素代謝活化後，有可能破壞去氧核糖核酸（DNA），因而致癌，因此會提高罹患大腸癌的風險。

3. 燒烤炸物

丙烯醯胺被列為 2A 致癌物。當食材於「150 度 C」以上的溫度環境下進行調理，包括油炸、燒烤等過程時，食物中的胺基酸與還原糖等交互作用反應、形成丙烯醯胺，因此不管是澱粉類（如飯、麵、地瓜）或蛋白質（奶蛋魚肉）之食材，經過高溫的加工都可能產生丙烯醯胺，因為在實驗中給動物大量食用丙烯醯胺確實會導致癌症增加風險，但現實生活中只要攝取量不多，人體很快就能將此物質代謝並從尿液排出。

研究指出，丙烯醯胺的容許攝取量為每天每公斤體重 2.6 微克（μg)。以 60 公斤的成人為例，一天建議不超過 156 微克。以下表格所列食物含量是以 1 公斤來計算，除非每日吃到如此大量，或是連續長期食用，才會致癌。

食物	丙烯醯胺（微克/每公斤）
洋芋片	1000
薯條	600
威化餅乾	500
烘培咖啡	450
麵包	150

4. 亞硝酸鹽

亞硝酸鹽對人類可能致癌（2A)。亞硝酸鹽在酸性或高熱的環境下，會與胺（蛋白質）反應生成亞硝胺，是種一級致癌物（1A)。通常在蛋白質含量高的肉類或海鮮，產生醱酵作用或腐敗的時候才會生成，因此肉類最好在 7 天內食用完畢，冷凍不宜超過 1 個月，海鮮更是不要冷藏超過 3 天，冷凍超過 2 星期。

另外亞硝酸鹽常用於肥料，故葉菜類含量也高，所以隔夜的蔬菜和肉類一起食用，會產生亞硝胺，盡量當次食用完畢。根據調查，有高達 73% 的大腸癌友在確診前一年，一周內平均會吃反覆加熱的剩菜飯 2 次，

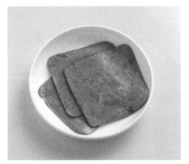
▲火腿被列為「1 級致癌物」。

培根、香腸、火腿跟熱狗列為「1 級致癌物」。WHO 指出每天吃 50 克的加工肉類，大腸直腸癌的風險可提高約 18%。50 公克的加工肉品換算成國人的日常飲食，相當於香腸 1 根（約 40 克／根）、中指大小的熱狗 3 條（約 17 克／條）、長條培根 2 片（約 20 克／片）、方形或圓形火腿 2 片（約 25 克／片），換句話說，2 片火腿的三明治就超標了。

5. 酒精

被國際癌症研究中心列為「致癌一級（1A）的致癌物質」，酒含高濃度乙醛，會在酒精進入人體後轉化而成致癌物質，因為將近有 30% 東亞人體內基因分解乙醛的酵素活性約只有一般人的 10%，平日

若多喝酒，容易造成細胞病變。

　　日本學者研究後發現，如果每天超過一瓶啤酒，或十分之一公升的日本清酒甚至兩杯葡萄酒的話，男性罹患大腸癌的風險高 1.4 倍，而女性則是 1.6 倍。

　　美國伊利諾州西北大學所提出的報告結果喝酒或抽菸者比不碰菸酒的人發生大腸癌的時間早了 7.8 年。

■ 規律運動

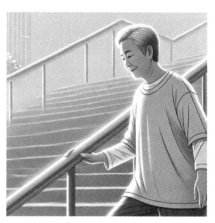

　　預防大腸癌的運動可以採用上下的爬梯運動，這樣可以有效活動身體下盤的大腿和骨盆肌群，進而幫助腹內腸蠕動循環。每日大概只要連續爬樓梯 10 分鐘，約從 1 樓至 5 樓上下二回，中間盡量不要休息，就能達到有氧運動的效果。

　　根據美國癌症研究協會指出，21 至 25% 的大腸癌可以透過運動與體重控制來預防；而有規律運動跟不太運動的癌友相比，可以降低 39% 大腸直腸癌死亡風險。

　　久坐不動者增加 20% 晚期結腸直腸癌風險，因為規律運動可以有助於腸蠕動加速消化，減少腸道內暴露在酸性或對人有害致癌物質的時間。而且規律運動還可以提高身體將飲食中的糖轉化為能量，多使

用胰島素，降低血糖濃度來預防結腸直腸癌。

　　而運動強度也關係著罹癌的風險度，基本還是要每日進行 30 分鐘有氧運動，才能發揮抗癌的效果。

　　最強度的運動與最低度的運動相比，引發大腸癌可以減少 23%，晚期結腸直腸癌可以減少 27%。例如快走、跑步、游泳、球類。

■ 穴位保養

1. 足三里	2. 氣海	3. 合谷
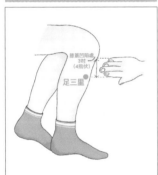	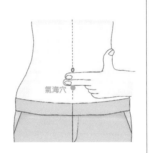	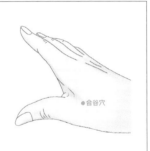
▶ 小腿前外側，外膝蓋下緣 3 寸 (4 橫指)，脛骨前緣外 1 橫指處。 ▶ 屬胃經，益脾和胃，理氣降逆，扶正培元。	▶ 上腹部臍正中線上 4 寸 (5 橫指)，當胸劍結合部與臍中連線的中點。 ▶ 屬任脈，和胃理氣，寬中消食。	▶ 前臂掌側，腕橫紋上 2 寸 (3 橫指)，掌長肌腱與橈側腕屈肌腱之間。 ▶ 屬心包經，安神寬胸，理氣和胃。

■ 定期檢查

	無任何症狀民眾	每 2 年一次糞便潛血檢查	50 歲
一般 危險群	經常攝取高脂肪、高熱量、低纖維食物或嗜菸酒者	每年糞便潛血檢查及 5 年一次大腸鋇劑攝影或大腸鏡檢查	50 歲
中度 危險群	一等親曾罹患結腸癌或瘜肉 一等親有 2 人以上有癌症	每 3 年至 5 年一次大腸鋇劑攝影或大腸鏡檢查	40 歲
	得過瘜肉、大腸腺瘤 曾患乳癌、卵巢癌及子宮內膜癌者		40 歲
高度 危險群	家族性大腸瘜肉症	1 年至 2 年一次大腸鋇劑攝影或大腸鏡檢查	青少年
	發炎性腸疾病,有 10 年以上病史（包括克隆氏症及潰瘍性大腸炎）		30 歲

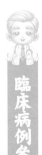
臨床病例參考

　　侯先生 74 歲罹患直腸癌於 2021 年手術,5 次化療,25 次放療。2022 年 3 月 31 日復發轉移肺部,開始標靶治療。於同年 9 月 9 日切除肺部腫瘤,倦怠乏力,舌淡白,脈沉。

　　經過 2 週中藥和飲片調理後,恢復精神體力,可以出門運動,排便狀況自我控制良好,可以平順進行日常活動,徹底改善之前一動就喘的虛弱狀態,後續仍然接受規律標靶治療,也搭配中藥調理,目前追蹤 2 年無復發。

科學中藥處方

真人活命飲 5g、血府逐瘀湯 4g、補中益氣湯 3g、半枝蓮 1g、莪术 1g。

用藥說明

- 使用**真人活命飲**來清熱解毒，消腫潰堅；**血府逐瘀**湯來活血化瘀、解鬱散結；**半枝蓮、莪术**來敗毒抗癌，諸藥合用，則熱毒清而血瘀去，腫瘤消。
- 另外輔以**補中益氣湯**來益氣升陽舉陷，補脾和胃，改善倦怠的癌疲憊。

飲片加強處方

炒白术 2 錢、茯苓 4 錢、黃耆 4 錢、刺五加 4 錢、西洋參 4 錢、天門冬 4 錢、薏仁 5 錢、急性子 4 錢、散血草 4 錢、青蒿 3 錢、龍葵 3 錢、鱉甲 5 錢、鐵釣竿 5 錢、莪术 3 錢、薑黃 3 錢、乳香 3 錢、沒藥 3 錢、煮飯花頭 4 錢、枸杞 3 錢、大棗 2 錢。

用藥說明

- **用藥規則**：扶正補氣、益脾和胃、清熱解毒、活血化瘀。
- **薏仁、煮飯花頭**：引經腸胃道，加強殺癌效果；
- **鐵釣竿、散血草**：引經肺部，毒殺轉移的癌細胞。倦怠的癌疲憊。
- ▶【特別提醒】請勿自行配藥，須經中醫師辨證後開立，才能對症下藥！

個論 2 肺癌

　　根據衛生福利部統計，肺癌在台灣是增加速度最快的一種癌症，平均每年增加 15%。在男性癌症死亡率中排第 2 名，在女性的部分則是第 1 名，年齡層多集中於 55 至 70 歲之間。

　　針對非小細胞肺癌期別來看，多集中於第 4 期確診，五年的平均存活率只有 15%，而小細胞肺癌惡化更快速，存活率只有 6%。故現多推行 55 歲以上定期接受低劑量電腦斷層檢查，以便早期發現，提高存活率。

肺癌分期（非小細胞癌）	診斷比例	5 年存活率
第 1 期	10%	60%
第 2 期	5～10%	30～50%
第 3a 期	5～20%	10～30%
第 3b 期	5～30%	5%
第 4 期	40%	2%

■ 致癌病因

高危險因子			
1. 吸菸及二手菸族群	2. 有肺癌家族病史者	3. 曾經罹患肺結核或其他肺部慢性發炎疾病者	4. 長期暴露於致癌環境者（如重金屬業、冶礦業、石綿接觸者，與長期曝露在放射線環境下者、高油煙環境）

1. 吸菸及二手菸

　　香菸中有超過八十種已知的致癌物質，例如尼古丁、焦油、苯并芘、亞硝胺、甲醛（福馬林）、乙醛（酒精）、丙酮（去光水）、氰化物、坤（砒霜）等有毒化學成分。吸菸者罹患肺癌的機率為未吸菸者的 10 倍，常導致的肺癌主要為鱗狀細胞癌與小細胞癌，二手菸則經常導致肺腺癌，二手菸其致癌主要是因為燃燒過的粒子更小，更容易到達肺深部而導致。

　　尼古丁會刺激神經釋放「多巴胺」（dopamine）讓人感到自在與放鬆，在反覆的刺激之下，會變得神經衰弱，腦部的多巴胺的分泌量也會隨之減少，需要靠更多更強的尼古丁才能刺激，而刺激中樞神經令人上癮，導致腦細胞麻痺，失憶、工作能力降低。也促使血管末梢收縮而破壞維生素 C 吸收，加速膠原蛋白流失，因此皮膚缺乏水分，會造成皮膚粗糙、快速老化、骨質疏鬆和女性不孕。超過 60mg 便可致死，常用於殺蟲劑。這些物質會增加體內氧化壓力，且容易消耗體

內的抗氧化物（如維他命 C），除了增加子宮頸癌、子宮癌的機會，也會引起肺癌及其他的癌症，包括鼻咽癌、食道癌、胃癌、胰臟癌等。

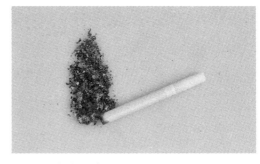

▲二手菸其致癌主要是因為燃燒過的粒子更小，更容易到達肺深部而導致。

焦油又俗稱瀝青、柏油，會在肺部堆積，吸菸時，菸中 70% 的焦油會積於肺部，使得肺容積老化衰退速度較一般人快，會染黃吸菸者的手指、牙齒，並損害那些保護肺部的纖毛，進而損害肺部功能。

亞硝胺為第一級癌物質，可能與肺癌、鼻腔癌及口腔癌等癌症的發生有關。

甲醛為第一級癌物質，長期皮膚接觸導致皮膚炎等過敏性疾病，也可能引起鼻腔、口腔、鼻咽、咽喉、皮膚和消化道的癌症。

苯并芘（Benzopyrene）為第一類致癌物質，導致膀胱癌、皮膚癌和肺癌。

2. 個人健康病史或家族史

曾經罹患肺結核或是其他肺部慢性發炎疾病者較容易發生肺腺癌，另外有肺癌家族病史者（直系親屬有 2 位以上罹患肺癌者）得肺癌的機會為一般民眾 5 至 7 倍。

3. 過度暴露於重金屬環境

長期暴露在鉻、鎘與砷環境下，像是石綿業者相關的工人，以及油漆工作業者，也是致癌的主因。

4. 空氣污染環境

例如工廠釋放濃稠廢棄燃料、重金屬工廠燃燒廢棄物、不完全燃燒之汽機車廢氣、空氣中的高濃度的細懸浮微粒（PM2.5），汽機車所排放廢氣中的苯及多環芳香烴等也是導致肺癌的原因。

台灣空氣污染：實時空氣質量指數地圖

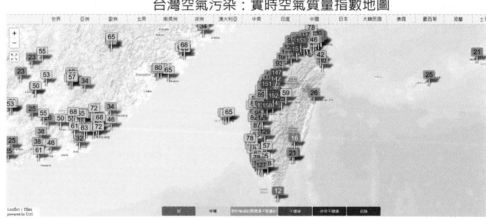

5. 廚房烹調的油煙及拜拜燃燒的金紙香煙

我國女性肺腺癌的比例過高，可能與廚房烹調的油煙及拜拜所用的香有關。

6. 種族

東方女性肺腺癌比西方國家多，可能與黃種人上皮細胞生長因子受器基因突變有關。

7. 病毒感染

最近研究發現肺癌患者有高達 35.5% 和 41.1% 的人類乳突病毒 16 和 18 型（humanpapillomarvirus16/18）的感染，因此推測 HPV16/18 的感染可能與台灣女性肺癌之形成有關。HPV16/18 確實會嵌入宿主染色體，表現出 E6，E7 致癌蛋白，將宿主細胞的 p53，Rb 蛋白去活化，而導致腫瘤之形成。

■ 常見症狀

高危險症狀

1. 久咳不癒	2. 咳血	3. 慢性胸痛	4. 呼吸短促	5. 聲音沙啞	6. 吞嚥困難

1. 久咳不癒

咳嗽超過 2 個月未癒，甚至或有咳血的情形。肺癌可能使呼吸道出血，並隨著咳嗽排出。

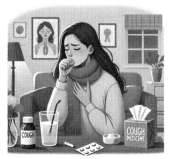

▲久咳不癒。

2. 胸痛胸悶

長期慢性胸痛、骨頭疼痛，甚至牽連至背痛、肩膀痛。癌細胞擴散鄰近的骨骼或胸壁等區域，可能引起疼痛。

3. 呼吸急促

呼吸短促、呼吸困難、喘鳴、或聲音沙啞。腫瘤長在氣管中可能阻擋呼吸道，造成喘鳴聲或聲啞。或是使肺組織發炎積水而難以擴張，導致呼吸短促困難。

4. 反覆性肺炎或支氣管炎

持續肺部感染、反覆性的肺感染或支氣管炎。

5. 食慾不振

吞嚥困難、食慾不振或體重減輕。

■ 醫學檢查

1. 胸部 X 光檢查

是發現肺癌的最基本方法，但只能偵測大於 1 公分的病變，檢查有死角，對早期診斷較無幫助。

2. 低劑量電腦斷層掃描

目前被認為是檢測肺癌最靈敏的方式，能偵測小於 0.3 公分的腫

瘤。研究顯示，肺癌在 1 公分左右以手術切除，其治癒率為 85 至 90%，故低劑量電腦斷層掃描為目前推廣肺癌早期檢查工具。

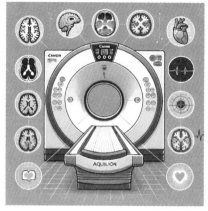
▲低劑量電腦斷層掃描為目前推廣肺癌早期檢查工具。

3. 支氣管鏡切片檢查

支氣管鏡是以一條很細、具彎曲彈性、有光線的纖維軟鏡進行，做檢查時，會將軟鏡經由鼻腔放入，慢慢伸入氣管，醫師可直接觀察到氣管和支氣管的變化，也可以藉由氣管鏡來作切片，或者以溶液稍加沖洗氣管壁，收集掉落的細胞來作檢查。

4. 基因檢測

基因檢測用於在非小細胞肺癌的分類並判斷患者是否宜用標靶藥物。

■ 病理分類

1. 小細胞肺癌（SmallCellLungCancerSCLC）占 15%

惡性程度最高，約占肺癌的 10 ～ 15%。小細胞肺癌對放療和化療較敏感。生長快速、容易腦轉移，存活率 6%，與抽菸有關。

2. 非小細胞肺癌（Non-SmallCellLungCancerNSCLC）占 85%

- **肺腺癌：**是肺癌中最常見的類型，常發生在肺部周圍，早期即可侵犯血管和淋巴管引起肝、腦、骨等遠處轉移。其發病年齡較輕，與吸菸關係不大，是女性最好發的肺癌類型。

- **鱗狀細胞癌：**多見於老年吸菸男性，手術切除機會較多，5 年生存率較高。常長在肺部中央，長大速度不快、可以長到很大。

- **大細胞癌：**高度惡性的上皮腫瘤，大細胞癌較小細胞癌轉移晚，手術切除機會較大。常長在肺臟表面，生長與擴散速度快，容易轉移淋巴結與其他器官。

肺癌類型比例

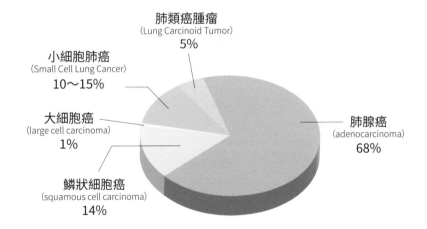

肺類癌腫瘤
(Lung Carcinoid Tumor)
5%

小細胞肺癌
(Small Cell Lung Cancer)
10～15%

大細胞癌
(large cell carcinoma)
1%

鱗狀細胞癌
(squamous cell carcinoma)
14%

肺腺癌
(adenocarcinoma)
68%

■ 肺癌的基因型態介紹

細胞分裂的流程取決於一些基因的正常轉錄（transcription）與翻譯（translation），如果這些流程出現異常，則可導致細胞生長的失控，而產生腫瘤。人類基因組大約有三萬個基因，其中少部分基因似乎在腫瘤的預防、發生與進展方面起著十分重要的作用。

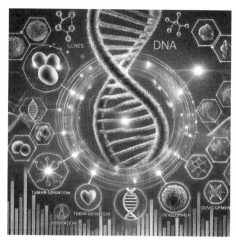

▲人類少部分基因在腫瘤的預防、發生與進展方面起著十分重要的作用。

1. 第一類基因

叫做**原癌基因**（proto-oncogenes），這類基因的突變或受損，則成了癌基因（oncogenes）。它們的蛋白質產物能刺激或提高細胞的分裂能力與生存能力。這一類基因還包括那些能抑制細胞死亡從而在腫瘤生長上起了一定作用的基因。

2. 第二類基因

可叫做**腫瘤抑制基因**（tumorsuppressors）。它們的蛋白質產物能直接或間接阻止細胞分裂或導致細胞死亡。

小細胞肺癌是所有肺癌中基因變異機率最高的類型，因此都建議進行癌基因檢測，透過次世代基因定序（NextGenerationSequencing，NGS）可一次性找出致病基因，了解癌基因變異的型態，積極尋找可處理的基因突變。根據研究顯示至

少有六成的肺腺癌病患可找到適當的標靶藥物治療，不但可以有效控制病情，也可以延長存活期。

基因檢測中主要以 EGFR（21）點突變、EGFR（19）缺失、EGFR（20）插入突變、KRAS 點突變、BRAF 點突變為最常見，少數可能有 ALK、ROS1、RET、NTRK 融合或轉位，MET 則以擴增放大為主。EGFR 占 55%，ALK 占 5%，少數 1～2% 的病人基因變異結果為 ROS1。

★ **Epidermalgrowthfactorreceptor，EGFR（ 表 皮 生 長 因子受體）**：占比最高，高達 55% 突變。表皮生長因子（epidermalgrowthfactor;EGF）結合到細胞膜上的 EGFR，KRAS 將細胞膜上 EGFR 所接受的訊息傳遞到細胞核內，來調控細胞的正常生長。但是當 EGFR 或 KRAS 發生突變而持續活化時，就會造成細胞不斷生長形成腫瘤。

★ **KRAS**：比率僅有 5%，有 KRAS 發生突變時，腫瘤對 EGFR 抑制劑的治療有抗藥性。

★ **Anaplasticlymphomakinase，ALK（間變性淋巴瘤激酶）**：占比 4.8%，此基因突變會激活 ALK 融合蛋白並活化下游多條細胞訊息傳遞路徑，驅動細胞發生癌變。

★ **ROS1**：占比 2.4%，ROS1 基因可與多個基因發生融合突變，其中最主要上調信號通路，導致細胞持續增殖，腫瘤發生。

★ **MET**：占比 3%，是一個原癌基因，產生的蛋白質具有 tyrosinekinase 酪氨酸激酶活性，導致細胞信號通路的改變，驅

動腫瘤的產生。

- RET：占比 1%，基因是一個在轉染過程中發生重排的原癌基因，該基因產生一種細胞膜受體 tyrosinekinase 酪氨酸激酶，其異常是多種類型腫瘤的罕見驅動因素。

- programmeddeathligand1，PD-L1（細胞程序死亡—配體1）癌細胞會透過在其表面表現 PD-L1，然後使它們結合 T 細胞上的 PD-1，進而誘導免疫檢查點機制，最後關閉了生物體的抗腫瘤功能，使腫瘤得以存活和生長。

　　高表現時（>50%），可使用免疫製劑，抗 PD-1 抑制劑的免疫療法，例如 pembrolizumab（Keytruda 吉舒達）。

■ 癌症分期

Tis	原位癌（Carcinomainsitu）
T1	腫瘤≦ 3cm
T1a	原發腫瘤最大徑≦ 2cm，局限於肺和臟層胸膜內，未累及主支氣管；或局限於氣管壁的腫瘤，不論大小，不論是否累及主支氣管
T1b	腫瘤直徑介於 <2cm 與≦ 3cm
T2	腫瘤 >3cm

T2a	腫瘤有以下任何情況者：最大直徑 >3cm，≦ 5cm; 累及主支氣管但腫瘤距離隆突≧ 2cm; 累及臟層胸膜；產生肺段或肺葉不張或阻塞性肺炎
T2b	腫瘤直徑介於 <5cm 與≦ 7cm
T3	任何大小腫瘤有以下情況之一者：原發腫瘤最大徑 >7cm，累及胸壁或橫膈或縱隔胸膜，或主支氣管（距隆突 <2cm，但未及隆突），或心包；產生全肺不張或阻塞性肺炎；原發腫瘤同一肺葉出現衛星結節
T4	任何大小的腫瘤，侵及以下之一者：心臟、大血管、食管、氣管，縱隔、隆突或椎體；原發腫瘤同側不同肺葉出現衛星結節
N1	同側支氣管或肺門淋巴結轉移。
N2	同側縱隔和／或隆突下淋巴結轉移。
N3	對側縱隔和／或對側肺門，和／或同側或對側前斜角肌或鎖骨上區淋巴結轉移。
M1a	胸膜播散（惡性胸腔積液、心包積液或胸膜結節）
M1b	原發腫瘤對側肺葉出現衛星結節；有遠處轉移（肺／胸膜外）

■ 西醫治療與可能副作用

手術與化放療的考量

　　手術切除腫瘤是初期最好的方法，非小細胞肺癌的生長較緩，轉移也較慢，但是在診斷時可經開刀的早期病例僅約 1/4，而可切除的病例不過 15 至 18%，術後仍可能發生轉移或復發，而不能開刀的病例可以對化學藥物及放射線來治療。

　　肺小細胞癌則以化療是基本的治療，小細胞肺癌生長快速，很快就會發生擴散轉移，尤其腦部，但是它對化學及放射線治療相當敏感，因此治療以全身性的化學藥物療法為主，可有八成以上的反應率，但是復發率和抗藥性也相對高。

化學治療

　　常用的藥物有 carboplatin、gemcitabine（Gemzar）、docetaxe（Taxotere）或 paclitaxel（Taxol）、vinorelbinetartrate（Navelbine）或 vinblastine。

■ Platinum 白金：

　　順鉑（cisplatin）、卡鉑（carboplatin）、草酸鉑（Oxaliplatin）：含鉑金屬化合物的抗癌物，作用主要是阻斷 DNA 的合成，抑制腫瘤細胞生長。

副作用

1. 腸胃道不適、噁心、嘔吐，副作用顯著且較嚴重（carboplatin 卡鉑較少）。

2. 骨髓抑制，白血球及血小板低下。

3. 禿頭。

4. 肝指數上升。

5. 末梢神經受損病變，手、腳麻木感（carboplatin 卡鉑較少）。

6. 腎功能受損，腎臟廓清率下降，需大量補充水分，減輕對腎臟的急性傷害（cisplatin 順鉑較明顯）。

7. 耳毒性，耳鳴或聽力障礙。

8. 手足症候群，手掌腳掌紅腫疼痛或脫皮起水泡，在給藥後一週內將手、腳浸浴在冷水中，盡量保持手腳涼爽，並擦護手霜。

▪ Taxanes 紫杉醇：

太平洋紫杉醇（paclitaxel）、歐洲紫杉醇（Docetaxel）：可中止細胞的微小管活動，以達到抑制癌細胞的有絲分裂，促使癌細胞進行凋亡。

副作用

1. 噁心、嘔吐。味覺、嗅覺改變。

2. 骨髓抑制，包括貧血、白血球低下、血小板減少。

3. 口腔炎，嘴巴潰瘍、喉嚨痛。

4. 皮膚紅疹，手發紅發熱。每次給藥時，冰敷手足部位

5. 禿頭。

6. 影響肝功能。

7. 關節及肌肉痠痛。

8. 周邊末梢神經病變，四肢麻木或疼痛。

9. 周邊水腫或體液滯留，尿量減少。

10. 月經停止。

11. 心臟毒性，可能會造成心律不整或是心房心室傳導阻滯及心搏過慢。

12. 嚴重過敏反應：臉、手、喉嚨腫脹，胸悶、呼吸困難。

■ Gemcitabine: 健澤（Gemzar）：

因抑制 DNA 的生合成，而產生細胞毒性之作用，促使癌細胞進行凋亡。

副作用

1. 胃腸不適，噁心及嘔吐、腹瀉、口腔黏膜破損、喪失食慾。

2. 骨髓抑制，包括貧血、白血球低下、血小板減少。

3. 末梢水腫。

4. 掉髮、皮疹、搔癢。

5. 代謝及內分泌異常，高血糖、低血鎂、低血鈣。

6. 肝功能指數升高。

7. 肌肉痛、關節痛、骨頭痛。

8. 感覺神經病變、末梢運動神經病變、頭痛、嗜睡、感覺異常。

標靶治療

標靶藥物大多是以小分子化合物或單株抗體的形式，針對癌細胞的特定基因，專一性的破壞或阻斷癌細胞的增生、分化、凋亡、轉移以及與血管生成有關的訊息傳導路徑，進而抑制腫瘤細胞的成長。

不同於化療，標靶藥物較少毀滅正常細胞，類似化療的噁心、嘔吐、掉髮、骨髓抑制、白血球下降等副作用都較少，大多數患者較能接受。

突變基因	標靶治療藥物
EGFR-TKIs NTRK1	gefitinib（Iressa 艾瑞莎）、erlotinib（Tarcera 得舒緩）、afatinib（Afatinib 妥復克）
EGFR-TKIs T790M	可達腦部 osimertinib（Tagrisso 泰格莎）
ALKI / ROS-1 MET / KIT	crizotinib（Xalkori 截剋瘤） 可達腦部:ceritinib（Zykadia 立克癌）、alectinib（Alecensa 安立適）
RET	Retevmo（selpercatinib）、Gavreto（pralsetinib）

副作用

1. 皮膚症狀：痤瘡狀紅疹 80% 發生率，常見於臉部（先發生）、頭皮、頸部、上身、背。嚴重的發炎會形成類似肉芽腫的變化，進一步破壞毛囊甚至會出現落髮的現象，若有細菌感染，則會產生膿皰、毛囊炎。

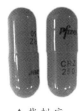
▲截剋瘤。

2. 甲溝炎：常見於拇指和大腳趾，常於治療後 4 週會出現。
3. 腹瀉：大便一日 10+ ～ 20+ 次
4. 口腔黏膜發炎，口腔潰瘍、牙齦浮腫、舌頭血泡。

5. 非感染性肺炎，有呼吸喘促、咳嗽症狀。

6. 視力減退（Xalkori 截剋瘤偶見）。

7. 骨髓抑制，包括貧血、白血球低下、血小板減少。（Tagrisso 泰格莎）

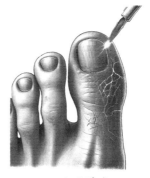

▲甲溝炎。

▪ 血管內皮細胞生長因子（vascularendothelialgrowthfactor，簡稱 VEGF）：

是腫瘤的血管新生的重要因子，注射對抗 VEGF 的抗體，可以有效的抑制腫瘤的生長及轉移注射針劑，例如 bevacizumab（癌思停 Avastin）與 ramucirumab（欣銳擇 Cyramza）。

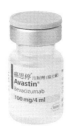

▲癌思停。

副作用

1. 傷口不容易癒合與容易出血
2. 腸胃道穿孔、腸阻塞
3. 靜脈血栓栓塞
4. 中風
5. 心肌梗塞、心臟衰竭
6. 高血壓
7. 白血球減少

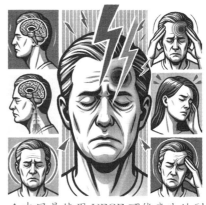

▲中風是使用 VEGF 可能產生的副作用之一。

放射線治療

需要放射線治療的情況：

1. 非小細胞肺癌

- **無淋巴轉移之早期非小細胞肺癌**：若病人因年紀或其他嚴重慢性病症等因素，無法接受手術治療時，局部放射治療是另一種選擇。

- **局部淋巴結侵犯之非小細胞肺癌**：同步進行放射治療及化學治療，增加治癒率。

- **轉移部位少之非小細胞肺癌**：針對轉移部位進行局部放射治療可增加病人存活率。針對腦部轉移的病人，可採用全腦照射。

2. 小細胞肺癌

- **侷限性之小細胞肺癌**：合併化學治療與局部放射治療是標準治療方式，越早開始，治療效果越佳。

- **廣泛性之小細胞肺癌**：指癌症已侵犯多處肺葉或已有遠處轉移，此時放射治療角色為緩和性治療。

- **預防性全腦照射**：小細胞肺癌有高達 45% 的病人發生腦轉移，由於發生率實在很高，因此若在發生腦轉移前會給予這兩類病人預防性的腦部照射。

副作用

1. **疲倦、嗜睡**：會覺得體力變得差，想睡覺的時間變得比較長。

2. **食慾不振**：有些會合併有噁心、想吐的感覺。

3. **皮膚的反應**：在照射後皮膚的顏色會變紅再轉深，看起來會暗紅帶黑的，可能會產生小水泡，像曬傷一樣，呈現脫皮的現象。

4. **喉嚨痛**：有接受鎖骨上淋巴結的照射，因為照射的範圍離喉嚨非常近，因此會造成輕微的喉嚨發炎，吞嚥也會稍微有影響。

5. **放射性肺炎**：會有咳嗽、活動時變喘，以及輕微發燒的症狀。

6. **放射線引起的心臟毒性**：若腫瘤位於左側的肺部，那麼心臟會接受到少許的放射劑量，但有約 1% 會發生心包膜炎或心肌炎，而造成呼吸不順、胸悶或心悸的症狀。

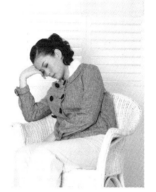

▲ 疲倦、嗜睡是放射線治療常見副作用之一。

■ 中醫互補治療與調養

肺癌在中醫是屬於肺積、息賁、肺壅等之範疇。

《雜病源流犀燭》所說：『邪積胸中，阻塞氣道，氣不得通，為痰⋯⋯為血，皆邪正相搏，邪既勝，正不得制之，遂結成形而有塊。』

《難經》有云：「肺之積名曰息賁，在右脅下，覆大如杯。久不已，令人洒淅寒熱，喘咳，發肺壅。」

《普濟方》有云：「凡積氣在右脅下。覆大如杯者。肺積也。氣上賁衝。息有所妨。名曰息賁。此本心病傳肺。」

發病原因，多因正氣不足，臟腑失調，致使邪毒乘虛而入，蘊聚於肺，導致氣滯血瘀、痰結鬱積，日久形成腫塊。

中醫互補療法原則

中醫認為正氣虛損是形成腫瘤的內在病因，邪毒入侵是外在因素，可用補益中藥作為提升正氣的藥物，像是生脈飲、黃耆來強化內在。邪毒像是菸害物質、人類乳突病毒、重金屬等毒性物質會使肺部受損發炎，氣血不通而生痰飲

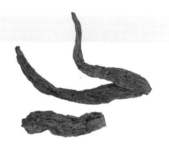

▲百部，可抑制結核桿菌。

積聚，所以可用清熱解毒的藥材來殺菌、消腫散結，如魚腥草、北沙參可抑制呼吸道病菌並將藥物引經至肺部，板藍根抑制人類乳突病毒，金銀花、百部可抑制結核桿菌，天門冬可潤肺滋陰等，抵抗外邪的侵害。

另外肺小細胞癌易轉移腦部，除散腫潰堅湯、血府逐瘀湯外，可再加天麻、鉤藤當作引經藥，使腦部的血腦障蔽通透性增加，藥物能進入腦部作用。還有可使用薏苡仁、蒼术來幫忙利水，降低腦壓。

手術期間中醫互補藥方

手術後肺部擴張不全，若無足夠肺容量，容易產生肺塌陷的狀況，造成肺功能下降，稍微運動則易喘，可用宣肺化痰的麻杏甘石湯、清燥救肺湯，並用健脾益胃的四君子湯來補足元氣、增強肌肉力量。

另外肌肉神經受損會使血液循環變差，導致胸悶胸痛，而不敢深呼吸使肺容量下降，這時候使用一些活血化瘀、疏經絡的中藥，將手術後的氣滯血瘀舒散開來，如血府逐瘀湯，讓患者能順利的回到正常呼吸型態。

化療期間中醫互補藥方

白金類藥物順鉑（cisplatin）、卡鉑（carboplatin）可能會造成腎小管損傷，產生蛋白尿，降低腎臟廓清率，這時可服用清熱利濕，分清化濁的中藥修復腎組織，提升腎擴清率，例如五苓散、萆解分清飲等。還有末梢神經

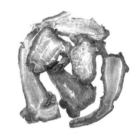
▲三七，可消麻止痛。

破壞的副作用，產生四肢末端麻木刺痛感，靈敏度下降，或可用活血化瘀、疏通經絡的藥材，來重新活化神經，修復神經組織，降低麻木感，例如蠲痹湯、羌活勝濕湯、三七、蒼术等。

健澤（Gemzar）可能會造成肝發炎，肝指數升高，繼而產生倦怠感、睡眠差、口苦口乾的症狀，甚至嚴重時會引發黃疸，這時可用茵陳蒿湯、茵陳五苓散等來清肝利濕、利膽退黃，並再加以生脈飲來益氣生津，提升元氣，強壯肺氣。

紫杉醇（Taxol、Taxotere）較容易產生末梢神經損傷，患者容

易感到四肢麻木刺痛感，可服用活血通絡中藥來消麻止痛，例如蠲痺湯、疏經活血湯、雞血藤、三七等，亦可搭配每日服用高單位 B 群來修復神經。也會體液滯留造成全身性水腫，這時可用五苓散、豬苓湯等來利水滲濕。

標靶期間中醫互補藥方

- **皮膚症狀：**可能會有全身性皮膚紅疹、痤瘡疹，甚至化膿性毛囊炎的症狀，這是屬於血熱生風並夾濕熱之證，可用玉女煎、龍膽瀉肝湯來滋陰清熱、瀉火去濕，並加減白鮮皮、紫花地丁、紫草來清熱燥溼、袪風止癢，進而降低皮膚發炎反應。

- **腸胃症狀：**另外大便稀溏、腹瀉反覆、腹脹、納差、腹痛，屬腸熱濕結，可用葛根芩連湯、藿香正氣散、五苓散等來清熱止瀉，降腸胃火，可讓腸胃黏膜發炎減輕。

- **呼吸道症狀：**患者也可能有咳嗽、黃痰、胸痛，甚至呼吸困難，出現急性肺炎的症狀，屬痰熱壅肺，可用麻杏甘石湯、清肺湯、清燥救肺湯等來宣肺泄熱、止咳化痰，修補肺部組織，減輕肺炎現象。

放療期間中醫互補藥方

使用高能量的放射線來殺死癌細胞，容易出現燥熱發炎的現象。初期易產生皮膚炎、口腔炎、吞嚥時異物感或喉嚨痛、口乾舌燥、皮膚紅腫癢脫皮等，這時使用滋陰降火的中

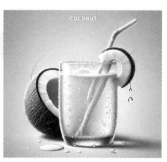

▲椰子汁，甘寒生津。

藥來調理，修復受損的黏膜組織，如玉女煎，藥膳飲食可多吃甘寒生津的食物，如椰子汁、白木耳蓮子湯、水梨、冬瓜、西瓜等。

若嚴重時有皮下出血、口腔血泡等現象可喝蓮藕汁幫助涼血清熱。至於口瘡、嘴破、喉嚨痛，可以荸薺湯、五穀米漿粥調理，可加速傷口癒合。

當有放射性肺炎、放射性心肌病變等現象，這時候可再加入潤肺滋陰、調補心氣的中藥來修復受損的心肺，如沙參麥冬湯、炙甘草湯，藥膳如百合枸杞紅棗銀耳湯、人參麥冬五味子飲。

■ 健康飲食

世界癌症研究基金會認為蔬菜水果富含抗氧化的微量植物營養素，可防止肺癌發生。

1. 白色蔬果

例如梨子、白蘿蔔、蘋果、燕窩、洋蔥等。是肺部護身符，多吃白色蔬果保護肺部和支氣管。所含的花黃素具有溫熱性質，可緩解咳嗽、去痰，梨子、蘋果中的根皮素，有助促使非小細胞肺癌細胞自我凋亡。

2. 莓果類

例如藍莓、覆盆莓、蔓越莓等含有多種花青素、白藜蘆醇，可能有助抑制肺癌生長、避免腫瘤長出新生血管，並引導癌細胞進行自我凋亡。

3. 薑

有研究顯示薑酚有助預防肺癌發生，同時也能抑制癌細胞擴散。

4. 紅黃色蔬果

例如紅蘿蔔、紅椒、南瓜等，富含胡蘿蔔素、綠原酸，可能有擾亂肺癌細胞血管新生的作用。

5. 維生素 C

例如蔬菜類、水果類、全穀類等。可以刺激癌細胞凋亡，降低罹患肺癌的風險。

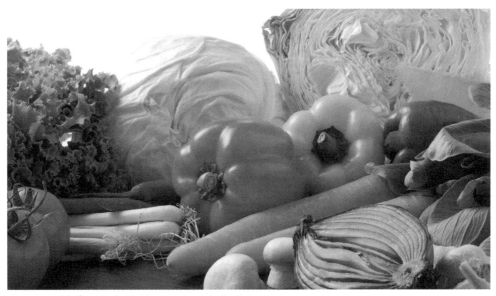

▲紅椒、洋蔥、綠色蔬菜，可防止肺癌發生。

■ 限制飲食

可樂、檸檬水、冰水等冷飲，會讓肺部循環變差，需避免飲用。咖啡、酒等會讓細胞變性，盡量少食用。

■ 健康生活

1. 戒菸、拒吸二手菸、三手菸

菸為致癌物，吸菸尤其會引起肺癌，所以不吸菸或戒菸，絕對有必要。

「二手菸」也會增加致癌風險，亦會增加罹患冠狀動脈心臟病之風險。另外還得面對菸熄滅後在環境中殘留的污染物，所謂「三手菸」，尼古丁有很強的表面粘附力，黏在衣服、家具、窗簾或地毯上，會與空氣中的亞硝酸、臭氧等化合物發生化學反應，產生更強的新毒物，如亞硝胺等致癌物。所以居家千萬不可吸菸，會危害全家人的健康。

2. 居家避免吸入過多油煙

建議做菜多用蒸或水煮等烹調方式，避免炸、炒等高溫烹飪，這些做法容易讓油品產生高溫變質，揮發大量油煙，污染室內空氣，而且一定要使用排油煙機，盡量減少油煙吸入肺部。

3. 減少環境的污染化學物質

如因工作場合需要長期暴露在重金屬物質（如鉻、鎘、砷等）、

柴油引擎廢氣、接觸化學物質的工作環境（如金屬業、冶礦業、石棉業等）或暴露在放射線環境下工作，也需要配戴活性碳口罩和防護隔離衣，加強呼吸道的自我保護，以避免身體接觸過多的致癌物質。

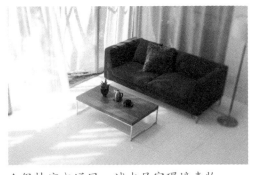

▲保持室內通風，減少居家環境毒物。

另外也要減少居家環境毒物、化學物質甲醛、VOC 的暴露，保持室內通風，遇到空氣品質不良時，應使用空氣濾淨機。

4. 癌症治療期間皮膚保養

勤擦保濕乳液或凡士林，避免皮膚乾燥搔癢。可以適當的防曬，保持皮膚滋潤，擦水性潤膚乳液較不易過敏及毛孔阻塞問題。

適當修剪指甲，穿合腳鞋襪，需碰水做事時要戴上塑膠手套，勿穿尖頭或高跟鞋，以舒適的鞋子為主。

服用維生素 B 改善神經痛或感覺異常（如：麻木、刺痛、燒灼感）等症狀。

■ 規律運動

讓身體獲得充足的氧氣。肺部是交換氣體的重要器官，充足的氧氣可使肺部組織快速修復，身體獲得足夠的養分，清除多餘的自由基，

減少不正常細胞的產生。所以要多多在清晨 5 點至 7 點肺經循行時間，到有陽光的樹下做有氧運動和深呼吸吐納的擴胸運動，加強氧氣吸收。另外有瀑布的山林，更多了負離子，和氧氣一起增強身體的抵抗力。

　　規律的定期運動可以讓氣血循環變好，養成每天至少 30 分鐘的有氧運動，使心跳每分鐘超過 120 次，再搭配拉筋舒緩的放鬆運動，可讓肌力增強，自律神經平衡。

■ 穴位保養

1. 曲池	2. 列缺	3. 膻中
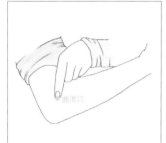	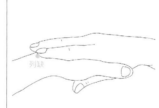	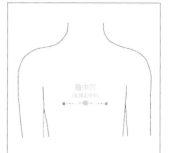
肘橫紋外側端。屬大腸經，疏風利濕，理氣和血。	前臂橈側緣（大拇指側），橈骨莖突上方，腕橫紋上 1.5 寸（1 橫指）處。屬肺經，宣肺平喘，溫陽利水。	胸部正中線，約當兩乳頭之間，約第四肋間隙處。屬任脈，清肺利氣，寬胸理心。

■ 定期健檢

早期接受低劑量電腦斷層（lowdoseCT）可以找到初期癌化細胞，提早治療是存活率相當高，例如在腫瘤小於 1 公分時，以手術切除，其治癒率為 85%。

現行建議 50 歲以上且有肺癌家族史或抽菸超過 30 年者可以免費每 2 年做低劑量電腦斷層檢查。

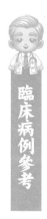

臨床病例參考

67 歲男性罹患肺癌（右上肺葉）於 2022 年 9 月 1 日確診，轉移多處骨頭，未做化放療。同年 10 月就診中醫，現右側肺肋膜積水，納少，倦怠乏力，喘，舌淡黯，脈沉。

經過 4 週用中藥和飲片調理後，病人講話氣短，喘促不停的狀態改善，精神體力也恢復不少，經 X 光檢查發現肋膜積水減少，多處骨頭疼痛也減輕。於是持續同時服用飲片和科中，約 1 年後電腦斷層檢查發現腫瘤縮小，目前持續接受中藥治療，也恢復正常生活。

科學中藥處方

散腫潰堅湯 6g、麻杏甘石湯 4g、白花蛇舌草 1g、魚腥草 1g、葶藶子 1g、大棗 1g。

用藥說明

使用散腫潰堅湯來瀉火解毒、消堅散腫；麻杏甘石湯來宣肺

泄熱，止咳平喘；魚腥草歸肺經，引藥至肺部，來清肺癰排膿，除肺熱咳嗽；白花蛇舌草來清熱解毒、去腫抗癌，諸藥合用，則肺熱清而瘀毒去，腫瘤消。另外輔以葶藶子、大棗來瀉肺平喘、益氣除溼、利水消腫，改善肺部肋膜積水狀態。

飲片加強處方

炒白朮 2 錢、茯苓 4 錢、黃耆 4 錢、西洋參 4 錢、刺五加 3 錢、魚腥草 3 錢、桑寄生 3 錢、鐵釣竿 4 錢、麻芝糊 3 錢、葶藶子 3 錢、散血草 4 錢、急性子 4 錢、青蒿 3 錢、鱉甲 5 錢、山防風 3 錢、伸筋草 3 錢、土地公拐 3 錢、枸杞 3 錢、大棗 2 錢。

用藥說明

- **用藥規則**：補氣潤肺、益脾和胃、清熱解毒、利水消腫
- 西洋參：益肺陰、清虛火
- 鐵釣竿、散血草、桑寄生：清瀉肺熱、解毒消腫
- 土地公拐、麻芝糊：利水消腫

▶【特別提醒】請勿自行配藥，須經中醫師辨證後開立，才能對症下藥！

　　根據衛生福利部統計，乳癌在台灣是女性好發癌症的第一位，然而隨著雙薪生活及飲食習慣西化的改變，台灣乳癌患者人數逐漸增加，且有不少比例是 30 多歲的年輕患者，因此好發年齡約比歐美國家年輕十歲。因為篩檢普遍，所以早期發現所占的比率較高，且經過適當的治療，是 5 年存活率相當高的癌症。

乳癌分期	5 年存活率
第 0 期	97.7%
第 1 期	95.7%
第 2 期	89.1%
第 3 期	72.3%
第 4 期	25.7%

■ 致癌病因

　　多數乳癌患者為 45 歲至 69 歲的女性，但近年乳癌有年輕化的趨勢，依目前國際的公認定義，在 40 歲以前罹患乳癌，統稱「年輕型乳癌」，在台灣比率約 16.6%，美國為 8%；在 35 歲以前則稱「極年輕

型乳癌」，在台灣約占 9%，也比美國高出 2 至 3 倍。研究指出，罹患乳癌的原因是由多種因素共同作用的結果，以下是依風險高低舉列的危險因子：

▶ 高危險因子致癌／相對機率大於 4 倍

   1. 一側乳房得過乳癌

   2. 特殊家族史（更年期前得過乳癌）

   3. 乳房切片有不正常細胞增生現象

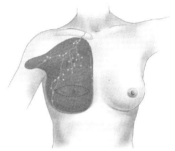

▶ 次高危險因子致癌／相對機率大於 2 ～ 4 倍

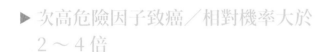

▲一側乳房得過乳癌。

   1. 乳癌相關基因（BRCA1、BRCA2 陽性者）

   2. 母親或姊妹得過乳癌

   3. 卵巢癌及子宮內膜癌患者

   4. 胸部大量放射線照射

   5. 第一胎生育在 30 歲以後

   6. 未曾生育者

   7. 停經後肥胖

▶ 較高危險因子致癌／相對機率大於 1～1.9 倍

1. 每天攝取酒精 10 克（相當於濃度 20% x 50ml 含酒飲品）
2. 初經在 12 歲以前
3. 停經在 55 歲以後

▶ 可能危險因子

1. 口服避孕藥
2. 更年期荷爾蒙補充

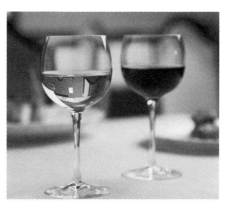

▲ 危險因子，每天攝取酒精 10 克（相當於濃度 20% x 50ml 含酒飲品）。

■ 常見症狀

　　乳房腫塊大多良性（90%），像是纖維囊腫，通常觸摸時會有點痛或可以自由移動。若摸到不痛的腫塊，在月經後仍持續存在，或者是在腋下發現硬塊，都必須特別留意並盡快就醫。

1. 乳房有不痛腫塊
2. 乳房或乳頭有凹陷
3. 乳房大小或形狀改變
4. 乳頭出現異樣分泌物、尤其帶血絲色
5. 乳房皮膚紅腫或潰爛、不癒的皮疹
6. 腋下淋巴腺紅腫
7. 乳房、乳暈或乳頭有顏色改變

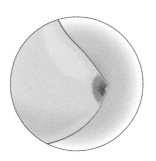

▲ 乳頭有凹陷。

■ 病理分類

乳癌的病理分類可分為非侵襲性癌，指的是癌細胞未穿越所在的乳腺管壁，代表為乳房原位癌，如果乳管內癌不給予適當的治療，約有 70% 的病人會在首次診斷後的平均十年內，發展成侵略性的乳癌，但是若做乳房切除術，有 90% 的機會可以治癒乳管內癌；而侵襲性癌，指癌細胞破壞乳腺管壁，移行侵犯至鄰近的組織，是大部分乳癌的代表；另一種為 Paget 式病，其臨床上特徵是乳頭會脫屑、結痂、潰瘍，並逐漸擴散至周圍乳暈，像是反覆不癒的濕疹，通常是位於乳腺管到末端的癌細胞移行至表皮所致。

1. 非侵襲性（Noninvasive）癌

a. 腺管內癌（Intraductal carcinoma）（ ductal carcinoma in situ，DCIS）：
   （1）篩板型（cribriform）
   （2）微乳突型（micropapillary）
   （3）實質型（solid）

b. 小葉原位癌（Lobular carcinoma in situ）（LCIS）

2. 侵襲性（Invasive carcinoma）癌

a. 浸潤性腺管癌（Infiltrating ductal carcinoma）：占侵襲性乳癌的 80%

b. 浸潤性小葉癌（Infiltrating lobular carcinoma）：有多發性
　　及兩側性

c. 其他特殊侵襲性癌：

（1）髓樣腺管癌（medullary carcinoma）
（2）黏液腺癌（mucinous carcinoma）
（3）管狀癌（tubular carcinoma）
（4）分泌性癌（secretory carcinoma）
（5）篩板狀癌（cribriform carcinoma）
（6）腺囊狀癌（adenoid cystic carcinoma）
（7）侵襲性乳突癌（invasive papillary carcinoma）

3.Paget 式病（Paget's disease）：占乳癌的 1 ～ 3%

■ 影像檢查

　　低輻射乳房 X 光攝影術是目前偵測早期，無症狀乳癌最有效的檢查工具；乳房超音波掃描可以鑑別乳房硬塊為實質腫瘤或囊腫，但是懷孕哺乳或是年輕女性，對 X 光較敏感，可優先考慮超音波，但是超音波無法偵測大多數的微細鈣化點—這可能是早期乳癌的唯一徵兆，因此超音波無法取代乳房 X 光攝影術成為篩檢乳癌的工具。

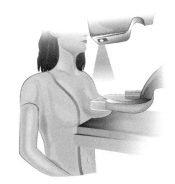

1. 乳房 X 光攝影檢查

乳房攝影依是否有鈣化現象，腫塊陰影等來判定，其準確率可高達 70 至 90%。

2. 乳房超音波檢查

由於國人女性乳房內之組織較密緻，脂肪較少，尤其是年輕婦女，所以有時用超音波檢查比較清楚。

3. 國民健康署建議婦女乳房攝影時機

＊45 至 69 歲：每 2 年 1 次免費乳房 X 光攝影。

＊40 至 44 歲具乳癌家族史（二等親內：媽媽、姐妹、女兒、祖母、外祖母）：每 2 年 1 次免費乳房 X 光攝影。

■ 乳癌的基因型態介紹

HR（賀爾蒙接受體）中的 ER（雌激素受體）及 PR（黃體激素接受體）、HER2（第二型人類上皮生長因子受體）、Ki-67（細胞生長分裂指數）。

基因亞型	腫瘤病理參數	腫瘤病理特性	治療方法
管腔細胞 A 型	ER+ PR+ HER2/neu - Ki67 < 14%	低度生長緩慢的癌細胞，基因表現像乳管上皮細胞。	抗荷爾蒙 ± 化療
管腔細胞 B 型	ER+ PR+ HER2/neu -/+ Ki67 > 14%	癌症發展較快，更具攻擊性的癌細胞。基因表現像乳管上皮細胞，但細胞有較高度的增殖性基因表現。	化療→ 抗荷爾蒙 +/- 標靶藥物
HER2/neu 陽性	ER- PR- HER2/neu +	癌細胞有 Her2/neu 基因的過度表現，屬於復發性和惡性度較高的類型。	化療 + 標靶藥物
三陰性 （基底細胞癌）	ER- PR- HER2/neu -	高度復發性和惡性度的類型	化療

■ 癌症分期

Tis	原位癌（Carcinoma in situ）
T1	癌腫瘤大小 ≦ 20 mm
T1mi	癌腫瘤大小 ≦ 1 mm
T1a	癌腫瘤大小 1 mm ～ 5 mm
T1b	癌腫瘤大小 5 mm ～ 10 mm
T1c	癌腫瘤大小 10 mm ～ 20 mm
T2	癌腫瘤大小 20 mm ～ 50 mm
T3	癌腫瘤大小 > 50 mm
T4	任何大小的癌腫瘤直接浸潤至胸壁和（或）皮膚。
N0 (i+)	僅單獨性腫瘤細胞（isolated tumor cells）（淋巴顯微轉移）
N1mi	淋巴結顯微轉移（大約 200 個細胞或 > 0.2-2 mm）。
N1	轉移至 1–3 個淋巴結
N2	轉移至 4–9 個淋巴結
N3	轉移至超過 10 個以上淋巴結
M1	有遠處器官轉移

■ 西醫治療與可能副作用

手術與化放療的考量

主要以手術切除為主，將癌細胞開刀切除，若乳房腫瘤小於三公分，非於乳頭或乳暈下方，而且無多發病灶的則可做腫瘤切除乳房保留術，然後再接受放射治療的方法，不但可保存乳房的外觀，並且治療效果與預後接近於完全乳房切除，否則就須做乳房全切除手術。

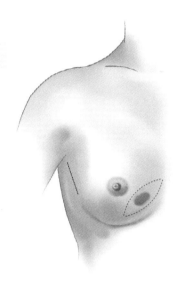

▲乳房保留手術。

另外還會以術後輔助性化學治療、放射線治療及荷爾蒙治療來預防。而腋下淋巴結有癌細胞轉移的數目、癌細胞荷爾蒙接受體的有無、HER2/neu過度表現、腫瘤的大小、細胞分化程度及手術的方法、病人的年齡及停經的狀況等，乃為決定輔助性治療策略的重要參考。

化學治療

- **Anthracyclines 小紅莓：**第 1 代小紅莓（doxorubicin）、第 2 代小紅莓（epirubicin，Epicin 益彼欣）、微脂體小紅莓 liposomal doxorubicin，Lipodox）。 插入 DNA/RNA 的結構，產生抗癌的自由基（free radicals）及干擾 topoisomerase II 的功能，使得 DNA 無法複製。

另外微脂體小紅莓 Lipodox 是利用微脂體脂質雙層膜所組成的微小囊泡，將毒性極大的 Doxorubicin 包裹於微脂體內，它可避免微脂體被單核吞噬球系統偵測到，因而可增加其在血液循環的時間，進而提高藥物在腫瘤組織中的濃度。

由於藥物包覆在微脂體內，因此大幅降低藥物對正常組織之損害，進而減少副作用的產生。

副作用

1. 噁心、嘔吐（可達 30-40%），多於前 5 天內發生。

2. 白血球及血小板低下，多於第 7 ～ 10 天時最低。

3. 小便會變紅 1 至 2 天，只是色素排出。

4. 皮疹及指甲有色素沈著的情形，累計 3 次以上療程才慢慢出現。

5. 口腔炎，口腔潰瘍、舌頭破

6. 影響肝功能，肝臟發炎造成肝指數上升。

7. 禿頭（較少見於微脂體小紅莓），大量落髮，多於的 3 次療程就作用明顯。

8. 心臟毒性，藥物破壞心臟肌纖維及產生空泡，造成心臟細胞死亡，進而發生心律不整或心衰竭。

9. 手足症候群，手掌腳掌紅腫疼痛或脫皮起水泡。在給藥後一週內將手、腳浸浴在冷水中，盡量保持手腳涼爽，並擦護手霜。（常見於微脂體小紅莓）

■ Taxanes 紫杉醇：

　　太平洋紫杉醇（paclitaxel）、歐洲紫杉醇（Docetaxel）：可中止細胞的微小管活動，以達到抑制癌細胞的有絲分裂，促使癌細胞進行凋亡。

副作用

1. 噁心、嘔吐，味覺、嗅覺改變。

2. 血球低下（包括貧血、白血球低下、血小板減少）。

3. 口腔炎，嘴巴潰瘍、喉嚨痛。

4. 皮膚紅疹，手發紅發熱，每次給藥時，冰敷手足部位。

5. 禿頭。

6. 影響肝功能。

7. 關節及肌肉痠痛。

8. 周邊末梢神經病變，四肢麻木或疼痛。

9. 周邊水腫或體液滯留，尿量減少。

10. 月經停止。

11. 心臟毒性，可能會造成心律不整或是心房心室傳導阻滯及心搏過慢。

12. 嚴重過敏反應：臉手喉嚨腫脹、胸悶、呼吸困難。

■ Cyclophosphamide：Endoxan 癌得星：

　　干擾 DNA 和 RNA 的鍵結，抑制下游蛋白的製造。

副作用

1. 噁心、嘔吐。味覺、嗅覺改變。

2. 血球低下（包括貧血、白血球低下、血小板減少）

3. 口腔炎，嘴巴潰瘍、喉嚨痛。

4. 皮膚紅疹，手掌、指甲和腳掌的色素沉著。

5. 禿頭

6. 月經停止，破壞卵巢分泌雌激素所致。

7. 出血性膀胱炎：多喝水（每天 3000cc），讓大量的液體流入膀胱和時常排尿，可預防膀胱炎，如有排尿困難或血尿情形，請告知醫師。

8. 間質性肺炎或肺纖維化，出現容易喘和咳嗽痰多現象。

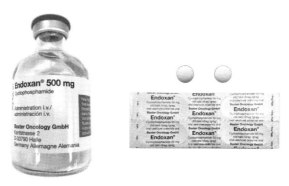

▲ Endoxan 癌得星，注射（左）及口服（右）。

▪ Eribulin：Halaven 賀樂維

抑制微管（tubulin）之生長期，導致細胞週期阻斷並破壞有絲分裂紡錘體，最終造成凋亡性細胞死亡。

副 作 用

1. 噁心、嘔吐，味覺、嗅覺改變。
2. 血球低下（包括貧血、白血球低下、血小板減少）
3. 周邊末梢神經病變，四肢麻木或疼痛。
4. 禿頭
5. QT 波延長，心律不整。
6. 肝功能檢驗異常
7. 眼睛視力方面異常
8. 周邊水腫
9. 肌肉痙攣、肌肉無力。
10. 皮疹
11. 過敏反應：寒顫、皮疹、胸悶、呼吸困難、頭痛等。

標靶治療

▪ Trastuzmab：Herceptin，賀癌平。

　　單株抗體可藉由與乳癌細胞表面的 Her2 接受體結合後，啟動人體免疫機轉，經由巨噬細胞及殺手細胞將乳癌細胞消滅。

副 作 用

1. **心臟毒性**：心律不整、心衰竭，由於心臟中也有 Her-2 受體，因此賀癌平會影響心臟功能。治療時定期監控心臟功能（心電圖或心臟超音波 LVEF），心臟左心室射出分率（LVEF）要超過 50% 的病

人才能使用，當左心室射出分率（LVEF）和治
療前相比較的絕對降低幅度≧ 16%，或 LVEF
值低於公訂的正常範圍且和治療前相比較的絕
對降低幅度≧ 10% 時，即應暫時停用。

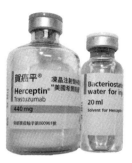

2. **肺部毒性**：急性呼吸窘迫、肺炎、肋膜積水、
   急性肺水腫等。

▲賀癌平。

3. **輸注急性過敏反應**：包括特徵為發燒和冷顫的綜合症狀，偶爾也會
   發生噁心、嘔吐、疼痛、頭痛、暈眩、呼吸困難、低血壓、皮疹、
   心室上頻脈、蕁麻疹以及無力。

■ Trastuzumab：Kadcyla，賀癌寧。

是 HER2 的抗體藥物複合體，可以破壞細胞內的微管網絡，導致
細胞周期阻滯與細胞凋亡。

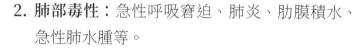

副作用

1. **左心室功能不全**：可能有心臟衰竭現象。若 LVEF < 40%，或介於
   40 至 45% 之間，且比治療前降低了 10% 以上，請暫停 KADCYLA
   用藥。

2. **肝膽異常**：嚴重時可能肝臟衰竭，每要檢測 GPT 血清轉胺酶與
   Total bilirubin 膽紅素的濃度。若病患的血清轉胺酶 > 3 倍，合併
   總膽紅素 > 2 倍，則請永遠停 止 KADCYLA 的治療。

3. **肺部毒性**：間質性肺病，呼吸困難、咳嗽、疲倦以及肺臟浸潤。

4. **血小板減少症**：可能會有出血的情況，每一劑施打前都要監測血小板的數目，在血小板數量（≧ 75,000/mm3）才可施打 KADCYLA。

5. **周邊神經病變**：會影響一些運動與感覺的表現，有四肢麻木刺痛的感覺。

6. **關節或肌肉骨骼疼痛**。

7. **輸注過敏反應**：發燒、寒顫、發熱、皮疹、呼吸困難、頭痛、手、皮膚發紅、腫脹，會癢或痛，有硬塊、體重減輕等。

▪ Pertuzumab：

Perjeta，賀疾妥：藉由阻斷 HER2 與 EGFR（HER1）以及 HER3 之間的二聚體化，因而抑制信號傳導，分別會導致癌細胞生長停止及凋亡。

副作用

1. **左心室功能不全**：若左心室射出率 < 40%，或比治療前降低了 10% 以上，則暫停。

2. **輸注急性過敏反應**：包括特徵為發燒和冷顫的綜合症狀，偶爾也會發生噁心、嘔吐、疼痛、頭痛、暈眩、呼吸困難、低血壓、皮疹、心室上頻脈、蕁麻疹 以及無力。

▪ Lapatinib：

Tykerb 泰嘉錠：屬小分子量物質，作用機轉主要是利用與接受器上的 ATP- 結合部位結合，導致與細胞生長有關的訊息傳導無法被活化，對 EGFR（第一型人類上皮細胞生長因子接受器）及 Her2 接受器的雙重抑制作用。

副作用

1. **心臟毒性**：或其 LVEF 下降至低於公認正常範圍之下限的程度時，即應停用。

2. **QT 延長**：這些情況包括低血鉀或低血鎂症、先天性 QT 延長症候群、使用前應先矯正低血鉀或低血鎂症。

3. **間質性肺肺炎**：急性呼吸窘迫、肺炎、肋膜積水等。

4. **肝毒性**：肝毒性 （ALT 或 AST > 3 倍正常值，且總膽紅素 > 2 倍正常值）。

5. **腹瀉**

6. **嚴重之皮膚反應**：皮疹、水泡、紅斑等。

荷爾蒙治療

通常乳癌細胞上有許多荷爾蒙受體，可以和女性荷爾蒙結合，刺激乳癌細胞生長。所以，如果能夠抑制體內荷爾蒙的生成，或是阻斷荷爾蒙跟受體結合，就可以阻止女性荷爾蒙刺激乳癌細胞生長，以達到降低乳癌復發、控制腫瘤惡化的效果。這就是所稱的抗荷爾蒙治療或內分泌治療。

1. 利用藥物佔住女性荷爾蒙接受抗體（雌激素 ER）：使其無法與接受到女性荷爾蒙的刺激。

Tamoxifen （泰莫西芬）	副作用｜ 潮紅發熱盜汗、心悸、靜脈血栓、失眠、頭痛、陰道乾澀或搔癢、子宮內膜增生、癌化病變

2. 芳香環酶抑制劑（Aromatase Inhibitor，AI）：直接減少女性荷爾蒙的製造。

Femara （復乳納）	副作用｜ 腹瀉、噁心、胃痛；高血脂、關節痠痛發炎、骨質疏鬆症
Arimidex （安美達錠）	副作用｜ 腹瀉、噁心、腹痛、關節痠痛、骨質疏鬆症
Aromasin （諾曼癌素）	副作用｜ 熱潮紅、流汗增加、噁心、胃痛

3. Fulvestrant：阻斷雌激素的營養作用，競爭性雌激素接受體（ER）拮抗劑，本身沒有任何局部致效劑（類似雌激素）的作用，減少荷爾蒙接受體的量。

氟维司群 （faslodex）	副作用｜ 熱潮紅、流汗增加、噁心、胃痛、靜脈血栓、肝酵素（ALT，AST，ALP）上升、膽紅素上升、血小板下降

4. 直接抑制腦下垂體激素，製造賀爾蒙

Zoladex (Leuplin)

副作用｜
心悸、熱潮紅、視力模糊、失眠、頭痛、關節痠痛

5. Medroxyprogesterone 類黃體激素，用來佔據黃體受體，使其無法作用。

Farlutal (福祿多)　**副作用** ｜輕微水分鬱積

Megace　**副作用** ｜輕微水分鬱積、體重增加、食慾增加。

放射線治療

　　放射線治療即俗稱的「電療」，是利用具有放射性的物質（如鈷 60 治療機和體內近接治療機 Ir-192）來治療病人，而且身體不會殘留輻射，治療期間不需擔心與他人接觸。

　　高能量的放射線就是針對生長分裂比正常細胞快速的腫瘤來加以摧毀，所以醫師會精準的定位治療的位置及適當的放射強度與劑量，便可使癌細胞受到控制，並且避免正常細胞受到傷害而引起副作用。

　　需要放射線治療的情況：

1. 乳房保留手術者
2. 腫瘤大於 5 公分

3. 癌細胞轉移之腋下淋巴結超過 3 個

4. 手術邊緣靠近或有癌細胞感染

1. **疲倦、嗜睡**：發生率約 50% 會覺得體力變得差，想睡覺的時間變得比較長。

2. **食慾不振**：少數病患會發生，有些會合併有噁心、想吐的感覺。

3. **皮膚的反應**：

   * 在照射約 3 周後，皮膚的顏色會由紅轉深，看起來會暗紅帶黑的，表皮的毛孔也會變得比較明顯。

   * 在照射約 5 周後，可能會產生小水泡，像曬傷一樣，呈現脫皮的現象。

   * 在腋下、乳房下緣以及乳頭等處，會因為摩擦的關係讓皮膚反應變得較為嚴重；在治療期間儘量穿著寬鬆的衣物，以減少摩擦。

   * 脫皮的現象到了治療完成後 1 個月後便會恢復；但皮膚需要約 4、5 個月的時間才會恢復成本來的顏色。

   * 皮膚的晚期會有組織纖維化：照射過後的皮膚會變得很乾燥，不會流汗，這是因為放射線對汗腺和皮脂腺的傷害，且組織會產生纖維化的現象。因此受到照射的頸部、胸壁，以及腋下淋巴附近的組織會變得較硬，手部的運動也會受到影響，在手舉過肩時會覺得較為緊繃。

4. **喉嚨痛**：有接受鎖骨上淋巴結的照射，因為照射的範圍離喉嚨非常近，因此會造成輕微的喉嚨發炎，吞嚥也會稍微有影響。

5. **放射性肺炎：**5 % 發生在治療結束後的 1 至 3 個月，會有咳嗽、活動時變喘，以及輕微發燒的症狀，大部分病程約持續 2 至 3 周。

6. **放射線引起的心臟毒性：**若您的腫瘤位於左側的乳房，那麼在接受放射治療時心臟會接受到少許的放射劑量，但有約 1 % 會發生心包膜炎或心肌炎，而造成呼吸不順、胸悶、或是心悸的症狀。

7. **手部淋巴水腫：**接受腋下淋巴廓清手術的發生水腫的比例較高 20 至 50%，除了淋巴回流減少外，放射治療讓組織纖維化也會阻礙回流，讓淋巴水腫機率增加。

■ 中醫互補治療與調養

乳癌在中醫是屬於乳岩、乳巖等範疇。

《丹溪心法》有云：『婦女憂郁愁遏，時日累積，脾氣消阻，肝氣橫逆，遂成隱核，如鱉棋子，不痛不癢，十數年後方為瘡陷，名曰乳岩。』

《外科正宗,乳癰論》記載：「憂鬱傷肝，思慮傷脾，積想在心，所願不得志者，致經絡痞澀，聚結成核，初如豆大，漸若棋子；半年一年，二載三載，不疼不癢，漸漸而大，始生疼痛，痛則無解，日後腫如堆果，或如覆碗，紫色氣穢，漸漸潰爛，深者如岩穴，

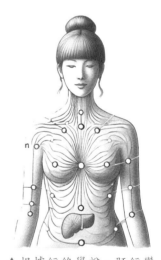

▲ 根據經絡學說，肝經鬱滯導致氣結瘀塊，容易產生乳房腫塊異常。

凸者若泛蓮，疼痛連心，出血則臭，其時五臟俱衰，四大不救，名曰乳岩。凡犯此者，如此症知覺若早，只可清肝解郁湯或益氣養榮湯，患者再加清心靜養、無掛無礙，服藥調理只可延歲月。」

根據經絡學說，婦女乳頭屬於肝經經絡循行的部位，乳房則是胃經經絡循行的部位，因此認為與影響肝經循行的壓力情緒起伏會破壞健康，尤其是「鬱怒憂思」容易使肝經氣機鬱滯而導致氣結瘀塊，產生乳房腫塊異常。

中醫互補療法原則

中醫臨床上多選擇可入疏通肝經的方藥，如小柴胡湯、甘麥大棗湯、加味逍遙散等，再搭配健脾和胃的中藥，如香砂六君子湯等來改善乳房的氣機循行。

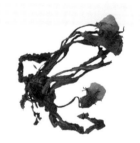

▲ 蒲公英，可清除肝臟中的陳舊賀爾蒙。

另外蒲公英可清除肝臟中的陳舊賀爾蒙，麥芽可以從腦下垂體抑制賀爾蒙濃度，荷葉可以抑制 Her2 基因的表現，減少癌細胞的血管增生，抑制癌細胞生長，都是乳癌很常使用的中藥材。

手術期間中醫互補藥方

手術後肌肉神經受損會造成局部組織纖維化，血液循環變差，導致緊繃腫脹刺痛感、肢體活動受限制等，這時候使用一些活血化瘀、疏經絡的中藥，將手術後的氣滯血瘀舒散開來，如炒三七、薑黃茶。

而乳癌手術淋巴結移除後，可能會有淋巴水腫而肢體腫脹的情況，即可採用消腫利水的中藥來進行輔助，如五苓散，藥膳如紅豆水、黑豆水、冬瓜薑湯。

另外輕度疏緩的推拿按摩手法，利用經絡循行輕撫按摩，亦可促進淋巴回流，改善肢體血液循環。

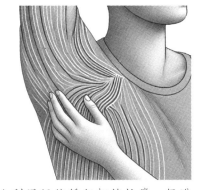
▲ 利用經絡循行輕撫按摩，促進淋巴回流，改善肢體血液循環。

化療期間中醫互補藥方

小紅莓（epirubicin）是乳癌第一線用藥，最常見的副作用噁心欲嘔或便秘，可以用半夏瀉心湯來降逆止嘔、麻子仁丸來潤腸通便。傳統的小紅莓也可能有心臟毒性，會有胸悶、心悸、甚至喘促的症狀，可以用丹參、炙甘草湯、天王補心丹來益氣滋陰、養血復脈，修復心臟功能。

微脂體小紅莓 Lipodox 則較少心毒性、掉髮和腸胃症狀，但常會有手足症，四肢末梢紅腫龜裂，是熱毒積聚末梢，可以用玉女煎、黃連解毒湯等清熱解毒的藥材來散火滋陰、修復四肢循環。

紫杉醇（Taxol、Taxotere）較容易產生末梢神經損傷和關節肌肉發炎，患者容易感到四肢麻木刺痛感和全身關節痠痛，可服用活血通絡中藥來消麻止痛，例如蠲痺湯、疏經活血湯、雞血藤、三七等，亦可搭配每日服用高單位 B 群來修復神經。

也會體液滯留造成全身性水腫，這時可用五苓散、豬苓湯等來利水滲濕。也可能造成肝臟發炎，肝臟指數上升，產生倦怠無力得症狀，可用茵陳蒿湯敗醬草、柴胡疏肝散來疏肝理氣、利膽退黃，修補肝臟組織。

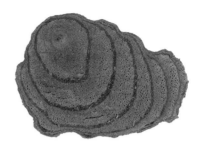

▲雞血藤。

癌得星（Endoxan）偶爾會出現出血性膀胱炎的副作用，產生血尿的症狀，這時可用豬苓湯、龍膽瀉肝湯、小薊飲子、仙鶴草來清下焦熱、利膀胱水、涼血止血，修復受損膀胱。少數可能有肺纖維化，產生咳嗽、胸悶、呼吸喘的症狀，這時可用清燥救肺湯、沙參麥冬湯來潤肺化痰、清燥熱、養氣陰，修復肺部組織。

標靶期間中醫互補藥方

賀癌平（herceptin）等的標靶藥物，可能造成的長期心臟病變，產生心悸、胸悶、甚至喘不過氣，這時就可以補心氣、修復心肌的中藥來調理，如炙甘草湯、天王補心丹、生脈飲等，日解此增強修補左心室輸出能力。

賀癌寧（Kadcyla）偶會有肝膽功能受損的副作用，此時可用清熱利濕、疏肝利膽、消退黃疸的中藥來降低肝炎現象，例如茵陳蒿湯、小柴胡湯、茵陳五苓散。

荷爾蒙期間中醫互補藥方

泰莫西芬（Tamoxifen）、復乳納（Femara）等使荷爾蒙降低的藥物，會造成更年期的症狀，例如熱潮紅、盜汗、心悸、失眠、憂鬱、骨質疏鬆等自律神經失調的症狀，此時會疏肝理氣的藥物配合治療，如酸棗仁湯來平肝養血、安神除煩

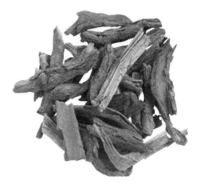

▲地骨皮，涼血退熱減輕熱潮紅。

來治療失眠；地骨皮、白虎湯、竹葉石膏湯來涼血退熱以此減輕熱潮紅；若有陰道乾燥搔癢，可用除濕、清下焦熱的藥材，例如龍膽瀉肝湯、知柏地黃丸、椿根皮等；若是有靜脈血栓形成，可用三七、丹參來化瘀活血。

Femara 易造成骨質疏鬆和關節炎，可用骨碎補、雞血藤等來補骨，蠲痺湯來活血通絡，也建議服用檸檬酸鈣及維生素 D（2000IU）來加強鈣質吸收，而高單位的維生素 D 也有抗癌的效果。

另外 tamoxifen 會有少數人產生子宮內膜增生進而癌化的嚴重副作用，故應在服用期間每年檢查子宮內膜厚度來監測，若有不正常陰道出血現象應立即就醫，也可用桂枝茯苓丸、少腹逐瘀湯等藥材來減少子宮內膜增生。

放療期間中醫互補藥方

使用高能量的射線來殺死癌細胞，此時可用三七、紅花等活血化瘀的藥材來減少周邊血管阻力，加強放療效果。副作用則是容易出現

燥熱發炎的現象，初期易產生皮膚炎、口腔炎、吞嚥時異物感或喉嚨痛、口乾舌燥、皮膚紅腫癢脫皮等，這時使用滋陰降火的中藥來調理，修復受損的黏膜組織，如玉女煎、甘露飲，藥膳飲食可多吃甘寒生津的食物，如椰子汁、水梨、鮮蓮藕、冬瓜、西瓜、白木耳等。

後期當慢性副作用出現時，則有放射性肺炎、放射性心肌病變等現象，這時候可再加入潤肺滋陰、調補心氣的中藥來修復受損的心肺，如沙參麥冬湯、炙甘草湯，藥膳如百合枸杞紅棗銀耳湯、人參麥冬五味子飲。

■ 淋巴水腫預防

要注意下列事項以減輕水腫的嚴重程度：

1. 少用患側的手提重物，尤其超過 2 公斤。
2. 量血壓、打針抽血及針灸時儘量不要從患側的手進行。
3. 患側的手避免蚊蟲叮咬或擦傷，若有傷口需儘快治療，避免感染。
4. 患側減少過度的溫度刺激，如三溫暖、溫泉等。
5. 若要搭乘飛機，最好使用壓力袖套，因為機艙內的氣壓較平地為低，所以水腫可能加重。

■ 健康飲食

少吃紅肉、高油脂飲食，多攝取低脂食物、高纖食物、蔬菜水果，避免肥胖。禁菸、禁止或少飲酒。

1. 多食用十字花科蔬菜

多吃高麗菜、甘藍、花椰菜、白菜。《營養評鑑》期刊（Nutrition Reviews）的研究指出，十字花科植物中從植化素轉化而來的有機硫化物—吲哚 -3- 甲醇（Indole-3-carbinol， I3C），可以幫助抵擋自由基，抑制乳腺癌細胞的生長。吲哚 indole 能經由減少身體的動情激素來避免誘發乳癌的生長，還能將身體中的動情激素由癌症誘發型轉成抗乳癌型。在 2005 年發表於《致癌作用》（Carcinogenesis）期刊上的研究也指出，攝取二吲哚基甲烷（DIM），可抑制 64% 雌激素誘導乳腺癌細胞的增殖與轉移。

2. 多食用纖維素

多由蔬菜、水果、全穀類及乾豆類得到纖維。纖維能阻止身體代謝動情激素致癌的動情激素，也能降低血液中動情激素，血中動情激素濃度高，容易產生乳癌，高纖飲食可降低乳癌比率達 54%。

3. 多食用海藻類

海帶、紫菜、綠藻類，含葉綠素具抗癌作用，而其所含的維生素 C 及類胡蘿蔔素可對抗自由基。哈佛大學研究指出，餵食海帶的老鼠比不吃者，產生乳癌的比率較低。

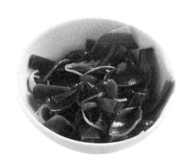

▲海帶，含葉綠素具抗癌作用。

4. 多食用菇類

多吃香菇、松菇等。菇類含有一種稱為「芳香環轉化酶抑制劑」

的化合物，可以幫助減少體內雌激素含量並預防雌激素刺激乳房組織，能刺激免疫機能及抑制癌細胞的生長，來對抗乳癌。研究指出每天吃10公克新鮮菇類的女性，乳癌風險就能降低64%。能刺激免疫機能及抑制癌細胞的生長，來對抗乳癌。

5. 適量黃豆，少量豆漿、毛豆

黃豆含 genistein，大豆異黃酮（Soy Isoflavones）是一種植物性雌激素（Phytoestrogen），為一種天然的植物性動情激素，能和乳房接受器結合，而減少乳房細胞接受器和致癌型式的動情激素結合。2011 年一篇發表於乳癌研究治療（Breast cancer research treatment）的文獻回顧，分析「大豆異黃酮的攝取量和乳癌的發生率或復發的風險的相關性」，結果發現大豆異黃酮的攝取顯著降低亞洲人的乳癌發病風險。每天攝取 1 至 1.5 份黃豆及其製品（每份約黃豆20g、盒裝豆腐 1/2 盒、豆干 2 片或豆漿一杯），對於已罹患乳癌的婦女傾向安全並且可能有益處的。

6. 適量青蔥科，洋蔥、蒜、韭、青蔥

大蒜是抗癌最佳食物，因為它含抗癌礦物質硒，能刺激白血球的生成，及引發癌細胞自殺作用。青蔥類食物含皂素會預防癌細胞增生。

7. 喝綠茶

每天喝 1 杯綠茶，綠茶含抗癌的抗氧化物及多酚類，會降低身體被自由基的傷害。研究顯示飲用綠茶的 I 期和 II 期乳癌患者，其復發

風險更降低了 44%。不過綠茶
性涼，只適合燥熱體質的人，
丹寧酸會傷胃，不適合胃病的
人或失眠者。另外普洱茶是
發霉發酵物質，雖有酵素不傷
胃，但易產生毒素，不建議飲
用。

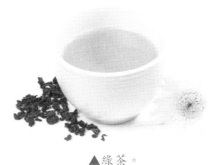

▲綠茶。

8. 吃深海魚，如鮪魚、鮭魚、鱈魚、沙丁魚

每週至少吃 1 次深海的魚，深海魚含 ω-3 脂肪酸，會抑制前列腺
素的作用，減少發炎反應，抑制免疫系統對癌細胞辨識的能力。研究
報告發現，攝取魚類中的 omega-3 脂肪酸量平均每增加 0.1 克，罹患
乳癌的機率就可下降約 5%，整體而言能降低約 14% 的乳癌風險。

9. 選擇好的植物油

烹調用特級初榨 extra-virgin 橄欖油，單元不飽和脂肪酸能減少
癌症的產生，西班牙的婦女飲食用油多為橄欖油，得乳癌機率較低。
反式脂肪，亦稱氫化油，存於奶油中，與高乳癌的發生率有關，加拿
大研究指出，多吃加工奶油，會增高乳癌的發生率。

10. 脂肪減半

每天脂肪的攝取量只占總熱量的 20%。高脂飲食（尤其是動物性
脂肪）會增加乳癌發生的危險率。可能原因為高脂飲食會在腸道中產

生化學物質，腸道細菌會將它轉變成致癌的動情激素，這些致癌的動情激素會儲存在乳房的脂肪組織，讓乳房細胞更容易產生癌症。

■ 運動型態

規律定期有氧運動，養成每天至少30分鐘。並配合胸廓伸展活動，減低術後胸部緊繃不適感。防止胸肌萎縮或胸部塌陷，避免手臂與肩關節沾黏，能夠恢復日常運動功能，幫助淋巴液回流，減輕術後淋巴水腫或手臂痠麻脹痛感。

1. 抱頭展翅運動

著重於胸部肌肉與肩膀的復健，施作時採仰姿，平躺於瑜珈墊上，膝蓋曲起，腳掌平放地面，接著以雙手向後交叉於後頸部，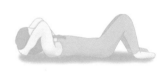前臂貼耳，肘尖朝天花板，緩緩將肘部朝地面移動，直到緊繃或無法再下壓為止，重複五次，每天做三次。

2. 夾肩訓練運動

挺胸坐在椅子上，但不要靠在椅背上。肩膀放鬆讓兩手垂放於兩側，手肘彎曲。接著施力讓兩側肩胛骨往內夾緊，這時兩側手肘自然也會往後往內靠近，並注意不要有聳肩的動作。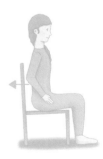

3. 爬牆運動

　　面對牆站著，腳趾儘量靠近牆，雙腳分開，手掌貼在牆上與肩同高，手指彎曲往牆上方移動，直到手臂完全伸直為止，再往下移至原來位置。

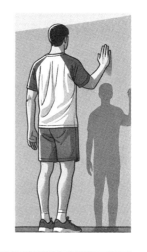

■ 穴位保養

1. 三陰交	2. 太衝	3. 神門
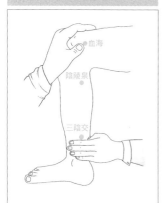	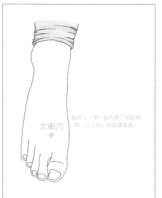	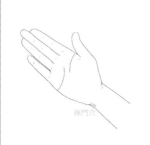
小腿內側，足內踝骨頂向上3寸，脛骨內側緣後方凹陷處。屬脾經，調血室通胞宮，去經絡濕邪，為婦科要穴。	足背第1～2跖骨間隙的後方凹陷處。屬肝經，平肝理氣，清熱利膽。	腕部腕掌橫紋上，尺側（小拇指）腕屈肌腱橈側凹陷處。屬心經，安神清火，調氣寧心。

■ 健康生活

　　減少居家環境毒物、化學物質甲醛、VOC的暴露，保持室內通風。多去郊外呼吸新鮮空氣，吸收新鮮氧氣讓體內細胞含氧量增加，就能提升免疫力。

　　生活上的情緒、壓力對健康有很大的傷害，而所謂的氣鬱不解會導致完全消滅免疫機能、修補DNA能力下降。心情放輕鬆，適度舒緩情緒和壓力，「釋放心裡的苦」才是轉病為福的致勝關鍵。

　　當心情沮喪、難過、厭世時免疫細胞都會受到影響，所以人要學會愛自己，試著去原諒別人，安心活在當下每一刻的幸福中。

■ 定期自我檢查

　　乳房自我檢查時機在一般女性生理期開始的第一天算起的第5至7天內實施，停經或**更年期**女性採取每月固定一天實施即可。

　　手指併攏，以指頭觸摸，兩側乳房皆包括鎖骨下方、胸骨中線、肋骨下緣及腋下。

乳房檢查的要領 1：站著檢查

1. 利用洗澡時，將一手放於腦後，另一手手指伸直併攏，以指腹來檢查。
2. 以按壓、螺旋、滑動的方式進行。

3. 檢查整個乳房範圍，包括左右兩側鎖骨下方、胸骨中線、肋骨下緣及腋下。

4. 由乳頭開始，依環狀順時鐘方向，由內逐漸向外檢查約 3～4 圈，看是否有乳房腫塊、腋下淋巴腫大等情形。

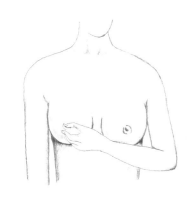

乳房檢查的要領 2：躺著檢查

1. 平躺檢查左側乳房時在左肩下面墊一個小枕頭，左手置於腦後，用右手按摸左邊乳房。

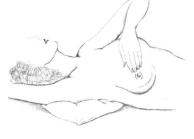

2. 檢查的方式與站著時一樣。換左手檢查右側乳房，方法同上。

3. 腋部檢查，則是將手臂上舉，輕輕地用手指觸摸腋下看有無摸到淋巴結腫大。

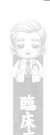

臨床病例參考

　　66 歲女性罹患乳癌於 2018 年 6 月 25 日某醫院手術，於同年 7 月 26 日就診中醫，未作化放療，ER+.PR+.HER2+. 現左側大腿紅疹搔癢，已數日，納可，二便平，舌淡紅，脈弦。

　　經過 4 週用中藥和飲片調理後，紅疹已退，搔癢不再，精神體力良好，於是持續服用中藥，期間回西醫門診檢查，腫瘤指數和影像檢查都正常，保養至今已 5 年，無復發。

科學中藥處方

散腫潰堅湯 6g、龍膽瀉肝湯 4g、蒲公英 1g、莪朮 1g、薑黃 1g

用藥說明

　　使用散腫潰堅湯來瀉火解毒、消堅散腫；龍膽瀉肝湯來清肝利濕、清熱瀉火；蒲公英歸肝經，可清熱解毒、消乳癰散結，又能通經下乳，為治療乳癰良藥；莪朮來破血行氣，消積止痛；薑黃能活血使瘀散，消腫去癌，諸藥合用，則乳癰清而瘀毒去，腫瘤消。

飲片加強處方

白朮 2 錢、茯苓 4 錢、黃耆 4 錢、西洋參 3 錢、刺五加 4 錢、散血草 4 錢、急性子 4 錢、莪朮 3 錢、白花蛇舌草 3 錢、天門冬 3 錢、麥芽 3 錢、枸杞 3 錢、大棗 2 錢。

用藥說明

- **用藥規則**：補氣益血、健脾和胃、清熱解毒、消癰散結
- **麥芽**：下乳消脹、疏肝解鬱
- **急性子**：破血軟堅、解毒消腫

▶【特別提醒】請勿自行配藥，須經中醫師辨證後開立，才能對症下藥！

個論 4 肝癌

　　肝病，曾有「國病」之稱。台灣慢性肝炎的盛行率很高，根據衛生福利部統計肝細胞癌 （Hepatocellular carcinoma） 及肝內膽管惡性腫瘤發生個案數占全部惡性腫瘤發生個案數的 9.77%，占全部惡性腫瘤死亡人數的 16.85%，發生率的排名於男性為第 3 位、女性為第 5 位，尤其當有慢性 B 型肝炎及慢性 C 型肝炎的族群，罹患肝癌的機率更大，肝內復發約有 85% 的機率。

　　肝臟沒有神經分布，相對應症狀不常見，所以當出現腹部不舒服時所診斷出來的肝癌，都是屬於比較末期，因此每 3 至 6 個月定期檢查才能早期篩檢出癌細胞來。

肝癌分期	5 年存活率
第 1 期	50%
第 2 期	25%
第 3 期	8%
第 4 期	0%

■ 致癌病因

1.B 或 C 型肝炎

在台灣，引起肝癌最重要的原因是 B 型肝炎病毒的感染（約 80%），其次是 C 型肝炎（約 10 至 15%），B、C 型肝炎病毒是致癌因子，肝炎病毒會侵入人體的肝細胞中，進而破壞細胞，使細胞產生變性，容易造成慢性肝炎，產生肝纖維化，最後形成肝硬化，導致人體的免疫力降低，變異的細胞也逐漸長成癌症，約 80 至 90% 的肝癌病患都有肝硬化的情形。

2. 黃麴毒素

黃麴毒素可高度致癌，尤其對於肝癌影響最大，潮濕及高溫的環境有利黃麴菌生長，各種穀類及豆類都可能因儲藏運輸過程不當，產生黃麴毒素汙染，如花生、玉米、穀物、乾果，或是肉類海鮮加工品像是蚵仔肝、小魚乾等。

▲花生。

3. 酒精

隨著國人飲酒量增加及飲酒習慣西化的影響，酒精性肝病日漸增加，最常見的就是脂肪肝，酒精會讓肝細胞變性，增加肝硬化風險，提高肝癌發生率，另外也會增強 B 及 C 型肝炎對肝臟之傷害。

4. 菸及檳榔

　　抽菸和檳榔合併 B 型肝炎可使罹患肝癌機會比單一 B 型肝炎增加約 2 倍。

5. 家族遺傳

　　曾有家人患上肝癌，亦會增加患癌風險。

6. 長期吸入有害化學物質或環境污染物

　　如吸入製膠廠使用的聚氯乙烯。

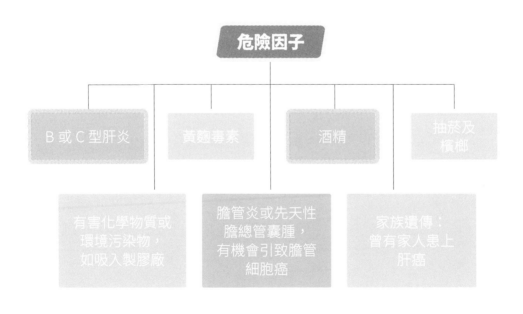

危險因子

B 或 C 型肝炎　　黃麴毒素　　酒精　　抽菸及檳榔

有害化學物質或環境污染物，如吸入製膠廠

膽管炎或先天性膽總管囊腫，有機會引致膽管細胞癌

家族遺傳：曾有家人患上肝癌

■ 常見症狀

　　肝臟是沉默的器官，其內部並無神經分布，常要隨著腫瘤變大壓迫腹膜神經、或壓迫膽管造成阻塞性黃疸，才會出現不同的症狀。

　　腫瘤壓迫肝臟表面觸及表層的神經，會有右上腹部悶脹痛的感覺，甚至刺激橫隔膜神經，引致右肩胛骨位疼痛；肝門靜脈被癌細胞阻塞時，會形成食道靜脈瘤，胃食道靜脈瘤破裂則有吐血，血便等腸胃道出血情形；肝腫瘤細胞會使得正常肝細胞無法產生足夠白蛋白，便會出現下肢水腫或者腹水；肝癌細胞壓迫到膽管時會造成黃疸；或是肝癌太大，破裂出血造成急性腹痛。

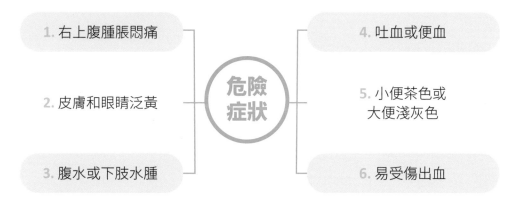

1. 右上腹腫脹悶痛
2. 皮膚和眼睛泛黃
3. 腹水或下肢水腫

危險症狀

4. 吐血或便血
5. 小便茶色或大便淺灰色
6. 易受傷出血

■ 醫學檢查

影像學檢查

1. **超音波檢查**：掃描方便、不具侵襲性、不具輻射性，可以偵測出小於 1 公分腫瘤，也能判斷是否侵襲鄰近靜脈或動脈，B 肝帶原者每 3 個月就需要檢查一次，是篩檢肝癌的最方便重要工具。

2. **電腦斷層攝影／核磁共振攝影**：若病人的胎兒蛋白持續升高，但在超音波掃描卻找不到可疑的病灶，就需要進一步使用電腦斷層檢查，可以彌補超音波掃描可能存在的死角，是目前用來做為肝癌確診的工具。
3. **血管攝影**：可以檢測電腦斷層攝影所無法檢查到的高血流性小腫瘤。

血清生化檢查

1. **評估肝功能**：GOT、GPT、Total/direct bilirubin 等評估肝臟現行功能。
2. **甲型胎兒球蛋白（AFP）**：約有 70% 的肝細胞癌的指數會增加。

■ 病理分類

　　肝臟有幾種常見癌細胞，肝細胞癌（約占 80%）、膽管癌（約18%），約有 60 至 80% 肝細胞癌的病例是發生於肝硬化之後，相反的，膽管癌與肝硬化無關。男女好發比例約 5:1。

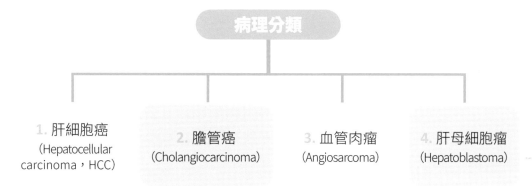

病理分類

1. 肝細胞癌
(Hepatocellular carcinoma，HCC)

2. 膽管癌
(Cholangiocarcinoma)

3. 血管肉瘤
(Angiosarcoma)

4. 肝母細胞瘤
(Hepatoblastoma)

■ 癌症分期

1A	單一腫瘤 <2cm 而且沒有血管侵犯
1B	單一腫瘤 >2cm 而且沒有血管侵犯
2	單一腫瘤 >2cm 而且有血管侵犯或多發性腫瘤而都 <5cm
3A	多發性腫瘤而 >5cm
3B	侵犯門靜脈或肝靜脈或直接侵襲除膽囊外的鄰近器官或者腫瘤發生破裂
4A	有淋巴轉移
4B	有遠端轉移

■ 西醫治療與可能副作用

手術治療

　　肝癌的治療仍以手術為主，肝腫瘤部位、大小、數目、與肝臟內血管位置或有無轉移等，是可否手術和存活率的評估方向。

　　腫瘤小於 3 公分，若是能完全切除，存活率可達約 50%，另外肝臟移植對於末期肝病及腫瘤未轉移的肝癌患者而言，是最有效的治療方法，但是必須為單一腫瘤，腫瘤直徑不超過 5 公分，或是多發性腫瘤，腫瘤數不超過 3 顆，最大一顆直徑，不超過 3 公分，腫瘤必須沒有侵犯血管。

< 肝動脈血管栓塞術 >（Trans-arterial embolization；TAE）

肝臟血流供應有 25% 來自肝動脈，75% 來自門靜脈。而肝腫瘤組織幾乎由肝動脈供應，所以肝動脈被栓塞後腫瘤組織則會缺血而壞死，但是正常肝還有門靜脈在供應血流，不會壞死。

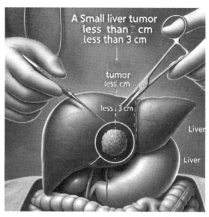

▲肝癌腫瘤小於 3 公分，若是能完全切除，存活率可達約 50%。

將化學治療藥如 doxorubicin、cisplatin 或標靶藥物 Thalidomide，經由導管打入肝動脈中，進而塞住管徑很小的微血管而達到栓塞的效果。 3 公分和 3 顆以下的腫瘤，無法開刀的病患，可以利用肝動脈血管栓塞術治療。 接受血管栓塞患者存活率一年者約 50 至 60%。

不適合肝動脈血管栓塞術

1. 血小板低下或凝血因子不足並伴隨出血傾向之病患

2. 有腎功能不全者：無法代謝顯影劑

3. 有黃疸、明顯腹水或肝性腦病變之患者

4. 嚴重肝硬化並伴隨門靜脈高壓之患者

5. 左右兩側門靜脈或主動脈有腫瘤栓塞者

< 經皮酒精注射法 > （Percutaneous Ethanol Injection）

以直徑小於 3 公分的肝癌且數目不超過 3 個為宜，大於 3 公分者通常需合併經導管動脈栓塞，才能有較佳之治療效果。經由細長的針穿透過皮膚將針頭直接插入腫瘤內，再將純酒精液緩慢注入腫瘤組織。利用高濃度酒精造成細胞脫水、凝固性壞死，破壞癌細胞。

< 射頻灼燒術 > （Radiofrequency ablation）

在超音波的精確導引下，直接於肝腫瘤細胞進行燒灼。多用來治療 2 至 4 公分的肝癌腫瘤。針對不能手術切除患者，是最好的替代治療。

系統性化學治療

化學治療對於肝癌的治療效果相當有限，靜脈注射 doxorubin 或 epirubicin 可達 15 至 23% 的緩解率，可以控制疾病一段時間，但卻無法根治，所以化學治療僅用於無法接受其它治療之姑息性療法。

放射線治療

一般的放射線治療因為會對肝癌附近的正常組織造成嚴重的纖維化且對腫瘤治療效果不佳，所以目前不建議使用。但是光子或質子是將高劑量的放射線集中到腫瘤上，將癌細胞殺死，更可使射線集中在患部，減少周圍的正常組織受到傷害。

標靶治療

　　阻斷癌細胞訊息傳遞路徑的標靶治療藥物，如 Sorafenib（蕾莎瓦 Nexavar）、Lenvatinib（Lenvima 樂衛瑪）、Regorafenib（Stivarga 癌瑞格）、Ramucirumab（cyramza 欣銳擇）、癌必定（Cabozantinib）。

▪ Sorafenib （蕾莎瓦 Nexavar）：

　　是最常用的一種口服多激酶抑制劑，主要對抗血管內皮生長因子受體，抑制腫瘤血管新生而使腫瘤死亡。

副作用

1. 手足症，手腳乾裂紅腫、皮疹
2. 腹瀉、腹痛、噁心
3. 高血壓
4. 倦怠感

▪ Lenvatinib（Lenvima 樂衛瑪）：

　　是一種多重激酶抑制劑的標靶藥物 （抑制 VEGFR1-3， FGFR1-4， RET， KIT， PDGFR），可抑制腫瘤的生長、血管的新生。

副作用

1. 手足症，肢端紅腫症
2. 口腔炎

3. 腹瀉、噁心、嘔吐

4. 關節痛、肌肉疼痛

5. 頭痛

6. 蛋白尿

7. 高血壓

8. 言語障礙

▪ Regorafenib（Stivarga 癌瑞格）：

這是一種多重激酶抑制劑的標靶藥物，這種標靶藥物可以抑制腫瘤的生長、血管的新生，是雷沙瓦治療失敗之後的第二線用藥。

副作用

1. 手足症，手腳乾裂紅腫、麻木感、皮疹

2. 腹瀉、腹痛、噁心

3. 高血壓

4. 蛋白尿、腎功能不全

5. 牙齦出血、腸胃道出血

6. 肝炎

▪ Thalidomide（沙利竇邁 Thado）：

抑制癌細胞血管新生作用，可有效阻斷癌細胞血管新生因子 VEGF 之活性，進而阻擾腫瘤細胞之增長和轉移。

副作用

1. 白血球減少
2. 周邊神經病變
3. 姿勢性性低血壓

■ Bevacizumab（Avastin 癌思停）：

為對抗血管內皮生長因子（VEGF）之單株抗 體，可抑制癌細胞的血管新生及營養供給。由於肝癌為富含許多血管的腫瘤，因此利用此類抑制血管新生的藥物的作用來治療肝癌。

副作用

1. 高血壓
2. 血栓
3. 蛋白尿
4. 腸胃出血

免疫療法

PD-L1（programmed-death ligand 1）是一種蛋白質，可以抑制 T 細胞的免疫功能，當 PD-L1 結合 T 細胞表面的 PD-1 接受器時，這個 T 細胞就會失去活性。

PD-1 或 PD-L1 抑制劑可以阻斷這樣的結合，使 T 細胞可以恢復活性，進而毒 殺癌細胞。免疫療法現有兩種 PD-1 免疫抑制劑可使用，包括保疾伏（學名 Nivolumab）以及吉舒達（學名 Pembrolizumab）。

1. 肺炎、咳嗽、呼吸困難
2. 皮膚紅疹
3. 貧血、淋巴球低下
4. 肝炎、GOT 及 GPT 上升
5. 肌酸酐上昇、腎上腺功能不良
6. 高血糖、高血鉀、低血鈣
7. 結腸炎
8. 甲狀腺亢進或低下

■ 中醫互補治療與調養

肝癌在中醫是屬於肝積、鼓脹、肥氣等之範疇。

《諸病源候論,積聚候》有云:「診得肝積,脈弦而細,兩脅下痛,氣飲停滯,積結成癖,因熱氣相搏,則鬱蒸不散,故脅下滿痛,而身發黃,名為癖黃。」

《外臺秘要》有云:「心腹積聚久癥瘕,塊大如杯碗,黃疸,支滿上氣,時時腹脹。」

《靈樞·邪氣臟腑病形》有云:「肝脈微急,為肥氣在脅下,若覆杯。」

中醫互補療法原則

因為肝炎病毒占肝癌病因為主，在中醫裡就會使用清熱解毒藥物來抗病毒，如敗醬草、大青葉、板藍根、虎杖等。在肝功能不好時會產生的黃疸則使用茵陳五苓散、茵陳蒿湯等來清肝利膽，降低黃疸指數。

對於氨毒上升的肝昏迷患者，則會使用大黃瀉下，讓氨毒素隨糞便排出，降低血液中的毒素。疏肝理氣則會使用柴胡、鬱金、青皮、小柴胡湯等和解劑。若有出血傾向的患者，可以用芎歸膠艾湯、何首烏、黃精等來止血生血。

但是最重要的保肝原則是要健脾養胃，因為胃主納化，為水穀之海，肝主升發，能調暢

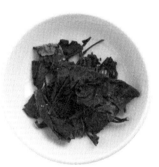

▲大青葉，清熱解毒抗病毒。

一身之氣機，故中焦化生氣血，充養於肝，肝得滋養，則疏泄有度。所以必須輔以參苓白朮散、香砂六君子湯、保和丸等來益胃健脾、理氣和胃。

手術期間中醫互補藥方

肝癌手術後，右側腹部的循環變差，容易引起局部長期慢性抽痛，尤其經過肝膽經循行，容易受到內在情緒和外在溫度影響，肝氣鬱結或天冷時易引發經絡阻塞，瘀則不通，不通則痛，此時需用活血通絡的中藥來緩解，例如血府逐瘀湯、三七，並按摩並熱敷身體側面的膽經，使

瘀阻的循行通暢，就能減輕慢性疼痛，但是若有肝硬化現象時則避免使用，因為容易造成出血。另外也要加以健脾益胃的藥材來理氣和胃，幫助肝膽的疏泄升發功能恢復，例如參苓白朮散、香砂六君子湯等。

化療期間中醫互補藥方

化療藥物常會造成腸胃功能受損，食慾不振、腹脹、噁心嘔吐，此時可用半夏瀉心湯來和胃降逆、消痞除滿；若產生消化道出血時，則用白芨粉可以保護腸胃道黏膜，減少出血。若產生骨髓抑制的狀況，可以加入補氣升血的藥物來幫助修復造血功能，例如補中益氣湯、歸脾湯、黃精等。也可能造成肝臟發炎，肝臟指數上升，可用茵陳蒿湯、柴胡疏肝散、茵陳五苓散、敗醬草來疏肝理氣、利膽退黃，修補肝臟組織，降低肝指數。

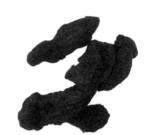

▲黃精，幫助修復造血功能。

標靶期間中醫互補藥方

Nexavar（蕾莎瓦）等標靶藥物可能會產生腹瀉的狀況，此時可以用參苓白朮散、白扁豆、訶子來健脾利濕。若產生手腳皮膚麻刺痛、發紅、起泡紅疹、乾裂、脫皮、甲溝炎，可使用溫清飲、玉女煎、龍膽瀉肝湯來清熱解毒、滋陰養肝並防苦寒藥耗傷陰血，改善皮膚炎情形。

Stivarga （癌瑞格）會阻斷血管新生，造成腸胃出血，此時可用

仙鶴草、藕節來收澀止血，並用葛根芩連湯來清腸胃熱，防止腸穿孔發生。也可能產生腎臟功能障礙發生蛋白尿，這時用五淋散、豬苓湯等中藥來清熱利濕，修復腎功能。

　　Thado（沙利寶邁）則可能抑制骨髓功能，造成白血球數目下降、血紅素降低，可用補中益氣湯、黃精、女貞子、雞血藤等益氣生血，提升血球數目。

■ 健康飲食

1. 攝取富含維生素 B、C、K 食物

　　患病後肝臟凝血功能受損，應該多食用能促進造血相關的食品，例如富含維生素 B、C、K 的瘦肉、乳製品、酵母、動物肝臟、綠色蔬菜及柑橘類水果等食物。

2. 大量攝取新鮮的蔬菜水果增加纖維攝取量

　　大便順暢有助於排出代謝的氨廢物，所以須避免便秘。

3. 適量攝取蛋白質食物

　　尤其奶類及植物性蛋白質優於動物性蛋白質，例如牛奶、穀類、豆類，因為植物性蛋白質含氨量較少且含高纖維，可促進腸道蠕動，加速含氨的廢物排出體外。

■ 限制飲食

1. 限制脂肪的攝取量，不然會有消化不良的現象並加重肝臟負擔。肝細胞因分泌膽汁的功能降低，會影響食物中脂肪的消化吸收，所以要限制脂肪的量。
2. 避免加工食品或醃漬製食物，例如香腸、火腿、罐頭等。
3. 應吃新鮮的食物，避免食用隔餐便當等。避免發霉的食物或生食。
4. 應戒酒、少吃保健食品，以免增加肝臟負擔。

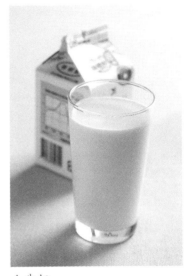
▲牛奶。

■ 運動型態

　　研究顯示，長跑、騎腳踏車等有氧運動，每日持續 30 分鐘，可以活化肝細胞內的 p53、p27 等抑制癌症基因，並改善胰島素受體的敏感性，促進糖分代謝、減少脂肪肝的發生，故能改善肝損傷，肝癌發生機率也會大幅下降。

　　另外也可以每日敲打身體軀幹兩側經過大腿至小腿的肝膽經，疏通活化肝膽經循行，讓肝氣舒暢減少鬱積現象，達成身心舒暢目的，就能有效提升免疫力。

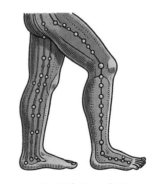
▲肝經膽經示意圖。

■ 穴位保養

1. 太衝	2. 內關	3. 期門穴
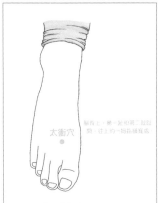	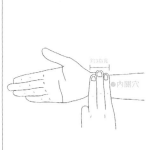	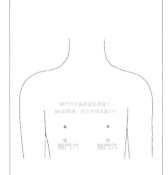
足背第1～2跖骨間隙的後方凹陷處。屬肝經，平肝理氣，清熱利膽。	前臂掌側，腕橫紋上2寸（3橫指），掌長肌腱與橈側腕屈肌腱之間。屬心包經，安神寬胸，順氣寧心。	乳頭正中直下，第6肋間隙凹陷處。屬肝經，疏肝理氣，活血化瘀。

罹患肝癌於某大醫院 2020 年 3 月 18 日確診，已作腫瘤栓塞及電燒治療，膚癢紅疹，畏寒。

CA199：107.6 U/ml，CEA：5.9 ng/ml，AFP：6.6 ng/ml

經過 2 週飲片和中藥調理後，病人膚癢紅疹緩解，不再出疹，怕冷的情況也改善，手腳漸漸回溫，不再四肢冰冷，也能安眠自如，日日神清氣爽，後來持續服用中藥保養，至今無復發狀況發生。

科學中藥處方

散腫潰堅湯 5g、溫清飲 4g、蒲公英 1g、半枝蓮 1g、莪术 1g、薑黃 1g

用藥說明

使用散腫潰堅湯來瀉火解毒、消堅散腫；溫清飲來清熱化濕、養血和營，減少皮疹；莪术來破血行氣，消積散腫；蒲公英來清熱解毒，消癰散結，研究指出可誘發肝癌細胞凋亡；薑黃歸肝經，來利膽退黃，行氣散滯；半枝蓮，敗毒抗癌，消腫散結，祛瘀止血，諸藥合用，則清熱散腫，行血祛滯，以消積塊。

飲片加強處方

白术 2 錢、茯苓 4 錢、黃耆 4 錢、西洋參 3 錢、刺五加 3 錢、散血草 4 錢、急性子 4 錢、青蒿 3 錢、龍葵 3 錢、乳香 3 錢、沒藥 3 錢、鱉甲 5 錢、莪术 3 錢、薑黃 3 錢、柴胡 3 錢、馬齒莧 4 錢、枸杞 3 錢、大棗 2 錢。

用藥說明

- **用藥規則**：升陽補氣、健脾益胃、滋陰清熱、軟堅消積
- **鱉甲**：歸肝經，滋陰潛陽，軟堅散結，為治陰虛發熱的要藥
- **柴胡**：歸肝經，疏肝解鬱，升陽舉陷
- **青蒿、龍葵**：兩味合用能清虛熱，解熱截瘧，抗發炎效果強，多用於癌症急性期

▶【特別提醒】請勿自行配藥，須經中醫師辨證後開立，才能對症下藥！

胃癌

　　根據衛生福利部統計，胃癌是位居十大癌症死因的第 8 位，占男性十大癌症死因之第 4 位，在女性則為第 5 位，好發年齡以 40 至 60 歲占大多數，50 歲之後急速增加，男性罹患率為女性的 2 倍。

　　胃在功能上是一個非常複雜的器官，上承食道，下接十二指腸，是一個中空的器官。每天忍受著冷熱、軟硬和酸甜苦辣的刺激，同時不斷的進行分泌，收縮和蠕動，將食物變得糜爛後，再送入小腸，做進一步的消化和吸收，讓我們能夠攝取足夠的營養，維持健康。因此可以說，胃是我們身體消化系統中最重要的器官。

分期	五年存活率
第一期	90%
第二期	50%
第三期	15%
第四期	5%

■ 致癌病因

1. 幽門桿菌

　　幽門桿菌（Helicobacter pylori）感染會引起慢性胃炎，為致癌的重要因素，感染幽門螺旋桿菌的病患其罹患胃癌的機率較正常人高8倍，約70％的胃癌病人是因感染而來，多與胃體和胃竇部位的腺癌有關。幽門桿菌造成胃黏膜層發炎而變薄，胃腺體萎縮，形成萎縮性胃炎，胃液分泌減少，不易將滲入的致癌物沖走而致病。幽門桿菌的感染率依年齡增長而增加，40歲以上的感染率高達50％以

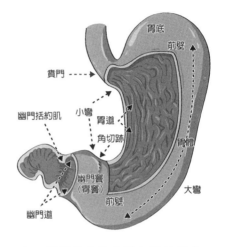

▲ 幽門桿菌感染會引起慢性胃炎，為致癌重要因素。

上，而研究指出萎縮性胃炎在老年人發生率較高，故胃癌在50歲之後急速增加。幽門桿菌通常是因為吃下遭幽門螺旋桿菌污染的食物和飲水，或是與感染者共食而傳染。

2. 胃腺瘤瘜肉

　　如有胃瘜肉增生的現象，會增加罹癌風險，尤其是腺瘤性息肉，多屬胃癌的前兆。局部胃切除手術後15至20年，亦為胃癌的好發者。另外上腹部有做過放射線治療，在經過十幾年後，也為高危險群。

3. 次全胃切除

較一般人患胃癌的比例為 12：1，此稱為殘胃癌，發癌時間約為前次手術後的第 5 年以上。

4.A 型人格

指的是易衝動、吹毛求疵的人，容易得到慢性胃病，甚至變成萎縮性胃炎，胃酸分泌過低，胃黏膜易形成上皮增生，則胃癌機會增加。換言之，A 型個性要求完美且易緊張，容易導致罹患慢性胃炎，是罹患胃癌的高危險群。

5. 家族遺傳

家族內有血親罹患胃癌，相關親屬得胃癌的機會比一般人多 2 至 3 倍，推測與遺傳或者是暴露在相似的生活環境和共同的飲食習慣所致。家族性腺瘤大腸瘜肉症、遺傳性非瘜肉性大腸癌也是高危險群。

6. 放射線治療後

經過放射線治療後 10 年以上，可能會發生延緩型基因突變而造成胃癌。

7. 常吃高鹽、氮鹽或煙烤處理的食物

特別喜歡吃燒烤的食物，醬菜鹹魚等含有硝酸鹽醃漬物等，還有過量的食鹽。高濃度食鹽會造成胃黏膜的受損，導致長期發生萎縮性

胃炎，增加突變的機會，具有促進癌症發生的作用。燒烤食物經過高溫的加工都可能含有丙烯醯胺，丙烯醯胺被列為 2A 致癌物。硝酸鹽是一般醃漬的食品添加物，硝酸鹽經還原菌作用可還原成亞硝酸鹽，亞硝酸鹽和胺類作用可產生亞硝胺，亞硝胺是一級致癌物和胃癌的發生有關。

8. 酗酒、抽菸者

研究顯示抽菸跟喝酒也容易促進胃癌的產生。

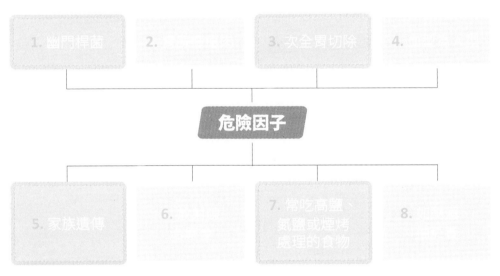

| 1. 幽門桿菌 | 2. | 3. 次全胃切除 | 4. |

危險因子

| 5. 家族遺傳 | 6. | 7. 常吃高鹽、氮鹽或煙烤處理的食物 | 8. |

■ 常見症狀

胃癌是由胃的粘膜細胞不正常的繁殖與增生所形成的，起初只是胃壁稍微增厚，該處粘膜功能雖消失，並沒有特異性的症狀，跟其它慢性胃炎、消化性潰瘍的症狀類似：如上腹部疼痛、脹氣、食慾差。

約 60% 病人會有腹痛，50% 病人會體重減輕，40% 病人會有貧血現象，約 10 至 15% 少數有吐血症狀，其它如腹水、黃疸，這些都表示病人腫瘤已蔓延，已屬後期，治療多屬不易，特別是女性，常發現轉移在卵巢腫瘤（Krukengerg tumor），男性則轉移在骨盆腫瘤（Blumer's shelf），都是胃癌轉移的後期現象。

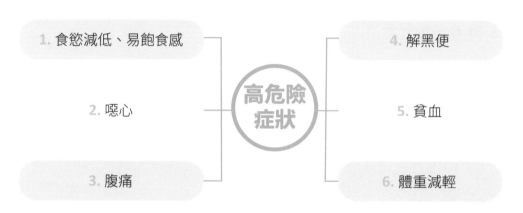

高危險症狀

1. 食慾減低、易飽食感
2. 噁心
3. 腹痛
4. 解黑便
5. 貧血
6. 體重減輕

■ 醫學檢查

1. 胃內視鏡檢查

　　胃內視鏡可看腫瘤的位置、大小、肉眼觀型態及鄰近的胃黏膜是否異常狀態。再加上胃切片檢查，正確診斷率可高達 95%。

2. 上消化道 X 光攝影檢查

　　上消化道內視鏡檢查的敏感性和特異性皆很

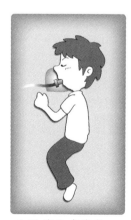

▲胃鏡檢查姿勢。

高，較能看到胃整體的結構，來確定病灶的位置和範圍，有助於手術前評估胃的切除範圍。

3. 腹部超音波

除了檢查胃外觀大小、是否有突出腫瘤之外，還可以看肝膽狀況。

4. 腹部電腦斷層掃描

評估疾病的嚴重度，癌症分期，決定治療方式。

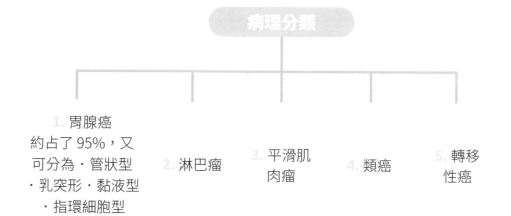

病理分類

1. 胃腺癌
約占了95%，又可分為·管狀型·乳突形·黏液型·指環細胞型

2. 淋巴瘤

3. 平滑肌肉瘤

4. 類癌

5. 轉移性癌

■ 癌症分期

T	代表胃癌細胞在胃壁浸潤的深度。
T1	癌細胞浸潤至粘膜層或黏膜下層（submucosal layer）
T2	癌細胞浸潤到固有肌肉層（muscularis propria）或漿膜下層
T3	癌細胞穿透漿膜層（serosal layer），但未浸潤鄰近內臟器官（如脾、肝、大腸、橫膈膜、胰、副腎、腎、小腸或後腹腔）。
T4	癌細胞已浸潤鄰近內臟器官。
N	局部淋巴結轉移
N1	1-6 個淋巴結轉移。
N2	7-15 個淋巴結轉移。
N3	≧ 16 個個淋巴結轉移。
M	遠處轉移
M1	遠處轉移（包括腹腔內遠處淋巴結轉移，如後胰臟，腸系膜及主動脈旁淋巴轉移。）

■ 西醫治療與可能副作用

手術切除

　　胃癌的治療仍以手術切除為主，將腫瘤及其周圍組織及淋巴腺切除，是達到完全根治之唯一方法，主要針對一到三期的病人，存活率

還不錯，尤其是早期胃癌，五年存活率可達百分之九十以上。

1. **末梢部的亞全胃切除術（Distal subtotal gastrectomy）**：切除去胃的竇部，幽門與部份胃體部。有時一部份的十二指腸也會被切除。

2. **上端側的亞全胃切除術（Proximal subtotal gastrectomy）**：切除去胃底部、賁門與其附近的組織。食道下端有需要時也會被切除。

3. **全胃切除術（Total gastrectomy）**：將胃部全部切除。

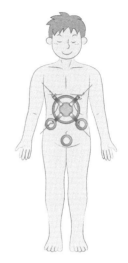

▲胃癌手術治療。

假若無法完全將腫瘤切除，可以加以輔助性治療，例如化學治療、免疫治療、放射治療等。

化學治療

▪ Fluoropyrimidine 類：

針劑 5-Fluorouracil（5-FU），口服 Uracil-Tegafur（Ufur）、apecitabine（xeloda 截瘤達），抑制癌細胞的 thymidylate synthetase，干擾 DNA 的合成；能嵌入 RNA，從而干擾 RNA 和蛋白質的合成，進而破壞癌細胞生成。

副 作 用

1. 噁心、嘔吐

2. 腹瀉

3. 黏膜炎

4. 骨髓抑制

5. 手掌腳趾紅斑性脫皮的手足症群。

▪ Platinum 類：

　　Cisplatin、Oxaliplatin。為轉移性胃癌標準第一線複方藥物之一，Cisplatin 為此類藥物第一代，Oxaliplatin 為較新的一代化藥，幾乎沒有腎臟毒性及輕微的骨髓抑制性，但神經毒性明顯。

副 作 用

1. 噁心、嘔吐

2. 腹瀉

3. 腎毒性

4. 骨髓抑制

5. 神經毒性，手麻腳麻

▪ Taxane 類：Paclitaxel（太平洋紫杉醇）及 Docetaxel（歐洲紫杉醇）：

　　兩者都是結合在微管蛋白上，抑制了染色體的分裂，進而造成癌細胞死亡。

副作用

1. 骨髓抑制
2. 周邊神經毒性
3. 掉髮

▪ Mitomycin-C：

毒殺破壞癌細胞，促使它們死亡。

副作用

1. 骨髓抑制
2. 噁心嘔吐
3. 口腔黏膜炎
4. 肝毒性、肝功能指數升高
5. 腎毒性，腎功能指數升高
6. 溶血性尿毒症候群

▪ Etoposide：

常被稱為 VP-16。是一種 Podophyllotoxin 的衍生物，可以抑制 Topoisomerase II，可使 DNA 斷裂，從而抑制癌細胞的生長。

副作用

1. 噁心、嘔吐
2. 骨髓抑制，白血球減少、血小板減少、貧血
3. 脫髮

■ Anthracyclines：doxorubicin，epirubicin：

會插入 DNA/RNA 的結構，產生抗癌的自由基（free radicals）及干擾 topoisomerase II 的功能，使得 DNA 無法複製，而使癌細胞凋亡。

副作用

1. 噁心、嘔吐
2. 白血球及血小板低下
3. 小便會變紅
4. 口腔炎
5. 影響肝功能
6. 禿頭（較少見於微脂體小紅莓）
7. 心臟毒性。

標靶治療

■ Trastuzumab：

賀癌平（Herceptin），用在過度表現 HER2 蛋白胃的族群，可以抑制血管新生進而使癌細胞凋亡。

副作用

1. 心臟毒性
2. 高血壓
3. 出血
4. 蛋白尿。

▪ Ramucirumab：

欣銳擇（Cyramza），可以結合 VEGFR-2 達到抑制血管新生，進而抑制腫瘤的生長。合併化療使用，有顯著地延長存活時間。

副作用

1. 高血壓
2. 出血
3. 蛋白尿。

免疫治療

癌細胞透過產生 PD-L1 的物質來鍵結 T 細胞的 PD-1 受器，進而關閉 T 細胞白血球吞噬功能而躲過被毒殺。因此免疫療法就是用 anti-PD-1 這類藥物就是來抑制癌細胞分泌的 PD-L1 的物質，使 T 細胞白血球不會失去吞噬功能，達到抗癌的效果。這類藥物的毒性有類似自體免疫疾病的副作用，統稱為免疫相關副作用。用在轉移性胃癌二線治療上，顯示合併化療可以降低死亡率。例如 :Nivolumab 有 OPDIVO 保疾伏，Pembrolizumab 有 Keytruda，吉舒達。

副作用

1. 便祕、腹瀉
2. 皮疹
3. 肌肉骨骼痛
4. 頭痛

5. 腎上腺功能不足、甲狀腺功能低下、腦下垂體發炎

6. 非感染性肺炎

7. 肝炎

放射線治療

　　胃正常黏膜及鄰近器官（脊椎、腎臟、小腸和肝臟）對放射線相對敏感，容易造成器官傷害，放射治療並不作為單獨的治療法式，常合併化學藥物作全身治療。若癌細胞擴散至脊髓、骨骼、腦或其它部位造成症狀時，緩解性放射治療能減輕症狀來提高生活品質。

■ 中醫互補治療與調養

　　胃癌在中醫是屬於噎嗝、積聚、伏梁等的範疇。

　　《臨證指南醫案·噎膈反胃》有謂：「酒濕厚味，釀痰阻氣，遂令胃失下行為順之旨，脘窄不能納物。」

　　《景岳全書·噎膈》有曰：「噎膈一證，必以憂愁思慮，積勞積鬱，或酒色過度，損傷而成。」

　　《難經．論五臟積病》又說：『心之積，名曰伏梁，起臍上，大如臂，上至心下，久不愈，令人病煩心。』

　　中醫《黃帝內經》曰：「飲食自倍，腸胃乃傷」，意思是飲食不節制，會影響 消化系統，損傷胃腸。認為胃癌發病因素有飲食不節，如過食生冷、過度菸酒或喜食辛香燥熱、醃漬品，使脾胃運化失靈，

釀濕生痰；另外情志不調如憂思傷脾、鬱怒傷肝，克伐脾土，脾傷則氣結，痰濕成結。在脾胃損傷的情況下，氣滯、食積、痰瘀、熱結等病理因素相互作用形成胃瘤腫塊。

中醫互補療法原則

因此中醫治療時要健脾和胃為主，例如四君子湯具有補氣健脾的功效，保和丸可以消食化積健胃。或是加入陳皮、砂仁、木香來健脾行氣、和胃理濕。另外日本民間的藥方也用菱角、薏苡仁、訶子、紫藤等複方來治療胃癌，研究顯示可抑制胃癌細胞。薏苡仁可以健脾除濕益胃、菱角可以健脾益氣、訶子可以利濕止瀉。

手術期間中醫互補藥方

手術後要健脾和胃為主，才能維持良好消化功能，快速恢復身體機能，例如四君子湯、保和丸和參苓白朮散等，是胃癌患者術後調理的基本方藥。

化療期間中醫互補藥方

化療藥物常會造成食慾不振、腹脹、噁心嘔吐，此時可用半夏瀉心湯來和胃降逆；若產生胃出血時，則用白芨粉止血，修復腸胃道黏膜。紫杉醇（Taxol）較容易產生末梢神經損傷，患者容易感到四肢麻木和關節痠痛，可服用活血通絡的中藥，例如蠲痺湯、雞血藤、三七等。可能會有手足症，四肢末梢紅腫裂開出血，是熱毒造成嚴重皮膚

炎，可以用龍膽瀉肝湯、玉女煎、黃連解毒湯等清熱解毒的中藥來瀉火滋陰、修復皮膚。

標靶療法期間中醫互補藥方

欣銳擇（Cyramza）等的標靶藥物，可能產生高血壓副作用，可用天麻、鉤藤來抑肝平陽，使血壓下降。若產生蛋白尿時，可要用利水滲濕益腎的豬苓湯、五淋散，來減少蛋白尿的產生，並修復腎臟細胞。

免疫療法期間中醫互補藥方

保疾伏（OPDIVO）和吉舒達（Keytruda）的免疫製劑，可能會產生骨髓抑制，白血球數下降、血紅素下降、血小板減少，這時用補血養氣的中藥來促進骨髓增生，例如補中益氣湯、黃精、雞血藤、女貞子等。

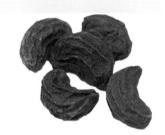

▲女貞子，補血養氣，促進骨髓增生。

放療期間中醫互補藥方

胃癌接受放射線治療時，會加入紅花、川芎等活血化瘀藥，增加放射線敏感度，化療產生的食慾不振，以竹葉石膏湯、半夏等藥材來和胃抑制噁心嘔吐。

■ 健康飲食

1. 三餐應該採取「乾濕分離」的原則，也就是先吃水分含量少的食物，例如乾飯、肉、菜，而湯、飲料等液體食物，可以在餐前或後 30 分鐘食用。

2. 平時應注意個人衛生習慣，如飯前便後洗手，飲食避免生水、生食，並採公筷母匙、保持餐具清潔，減低感染幽門螺旋桿菌的機率。而感染者應接受殺菌治療並定期檢查。

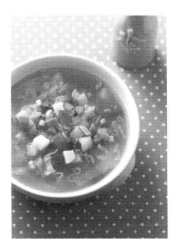

▲ 湯、飲料等液體食物，可以在餐前或後 30 分鐘食用。

3. 避免長期攝取高鹽、燒烤類、醃製和燻製食物，以及添加硝酸鹽、亞硝酸鹽等防腐劑的加工食品 (香腸、火腿、煙肉、鹹魚等)，以免增加胃癌危險性。

4. 避免飲食不定時、不定量，否則容易增加患上胃炎、胃潰瘍的風險，間接增加罹患胃癌的機會。

■ 運動型態

每日 30 分鐘有氧運動，例如跑步、飛輪。

腹部瑜珈訓練腹腔部肌肉，可以藉此拉開我們久坐時過度縮短緊繃的身體胸口前側肌群，幫助腹腔內臟器循環，讓身體恢復平衡：

1. 眼鏡蛇式

　　先趴臥在地面，雙腿與骨盆同寬俯臥地面，雙掌置於胸口側邊，手肘彎曲，讓手指張開且指尖朝前，吸氣，將手掌往下推，同時上半身向前滑，慢慢伸展身體，提起頭、胸、腹部，感受脊椎被向前向上延展開來的感覺，手肘必須繼續貼近胸口兩側，呼吸停留約 60 秒。

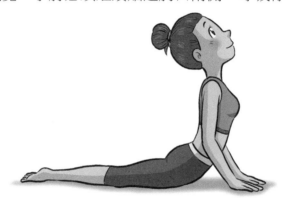

2. 上犬式

　　俯臥，臉朝下，腹部貼地，雙腳打直並分開約骨盆的寬度，腳背貼地，吸氣，雙手打直，慢慢將上半身抬起，頭部和身體儘量向上延伸，腳背有力壓地板，提起身體，大腿離開地面，腹部和大腿收緊維持動作，呼吸停留約 60 秒。

3. 抱膝式

　　仰躺，兩手抱膝，雙膝彎曲靠近胸部，緩緩地從鼻子吸氣，同時，盡可能將兩膝靠近胸口，同時上身微微抬起，背部彎曲。

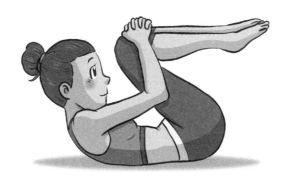

■ 穴位保養

1. 足三里	2. 中脘	3. 內關

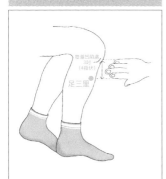

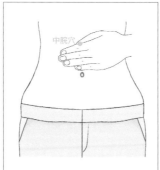

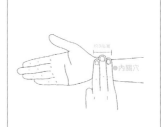

小腿前外側，外膝蓋下緣 3 寸（4 橫指），脛骨前緣外 1 橫指處。 屬 胃 經，益 脾 和胃，理氣降逆，扶正培元。	上腹部臍正中線上 4 寸（5 橫指），當胸劍結合部與臍中連線的中點。 屬任脈，和胃理氣，寬中消食。	前臂掌側，腕橫紋上 2 寸（3 橫指），掌長肌腱與橈側腕屈肌腱之間。 屬心包經，安神寬胸，理氣和胃。

65歲男性罹患胃癌於高雄某大醫院2019年6月3日確診，已做2次化療，於同年7月就診中醫，現倦怠乏力，納少，舌淡白，脈弦。

經過2週用中藥和飲片調理後，食慾增加、噁心減少、腹脹減少、排便正常，體力日漸恢復，回西醫門診檢查發現貧血改善，白血球數值正常，並持續接受中藥調養，至今控制良好。

科學中藥處方

散腫潰堅湯5g、補中益氣湯4g、白花蛇舌草1g、刺五加1g、雞血藤1g

用藥說明

使用散腫潰堅湯來瀉火解毒、消堅散腫；補中益氣湯來補中益氣、升陽固表、理氣化滯、醒脾和胃；白花蛇舌草來破血行氣，消積散腫；刺五加來補中益精，堅筋骨，強意志；雞血藤來行血補血，活血通絡，諸藥合用，則破血散腫，理氣化滯，以消積塊。

飲片加強處方

炒白术2錢、茯苓4錢、黃耆4錢、西洋參3錢、刺五加3錢、薏仁5錢、散血草4錢、急性子4錢、海藻3錢、三菱3錢、莪术3錢、乳香3錢、沒藥3錢、薑黃3錢、枸杞3錢、大棗2錢

用藥說明

- **用藥規則**：和中補氣、健脾益胃、滋陰清熱、軟堅消積
- **薏仁**：歸胃經，健脾滲濕，清熱排膿，研究指出薏苡仁酯能抑制胃癌細胞。
- **海藻**：消痰軟堅，利水消腫，其中褐藻醣膠有抑制癌細胞、減緩腫瘤生長功能。

▶【特別提醒】請勿自行配藥，須經中醫師辨證後開立，才能對症下藥！

胰臟癌

　　根據衛生福利部統計，胰臟癌在台灣列為十大癌症死亡疾病第 8 名，好發於中老年人，三分之二的病人年齡高於 65 歲，平均診斷年齡為 71 歲，男略多於女。由於 80% 發現胰臟癌時大多屬於晚期，五年存活率不到 5%，存活時間約只有 4 至 6 個月。能手術切除的病人約 20%，五年存活率約 5.5 至 20%，存活時間為 12 至 19 個月。

胰臟癌分期	治癒率
零　期	100%
第一期	85～90%
第二期	50～70%
第三期	30～40%
第四期	10～30%

■ 致癌病因

1. 有胰臟癌家族史

　　有一等親罹患過胰臟癌的人，得到胰臟癌機率大於常人 3～4 倍。有遺傳性胰臟炎基因突變（PRSS1 基因，SPINK1 基因）發生胰臟癌

的機率平均為一般人的數十倍以上，在台灣每 7 至 10 個胰臟癌病人即有一位具有基因突變。或有結腸癌、乳癌、卵巢癌、黑色素瘤的家族史。

2. 慢性胰臟炎

發生胰臟癌增加約 10 倍。

3. 好發年齡 & 性別

好發年齡約 60 至 70 歲；但在 40 至 50 歲患病日漸增多；男性比女性多 2 倍。

4. 糖尿病史

研究顯示，糖尿病史在 4 年之內，伴有體重減輕的新發糖尿病患者，胰臟癌的發病風險是正常人的 3.6 至 6.8 倍。另外研究人員也發現，空腹血糖每上升 10 個單位，胰臟癌發生的機率會多 14%，血糖愈高的人愈容易得胰臟癌。可能的機轉是高濃度的葡萄糖會對 DNA 造成傷害，進而使得 KRAS 基因受損突變，進而產生癌細胞，統計上胰臟炎患者有 94% 的人有 KRAS 基因突變。

5. 肥胖症

研究顯示重度肥胖（BMI>35）的患者罹患胰臟癌的風險增加 45%。

6. 吸菸

吸菸者的風險較高多出 2 至 3 倍，而且戒菸後，風險依舊會持續至少 10 年。

7. 酒精

酗酒被認為會導致慢性胰臟炎，進而增加胰臟癌風險。

8. 常接觸化學溶劑

洗衣廠或石油相關化學藥品廠，接觸超過 10 年以上。

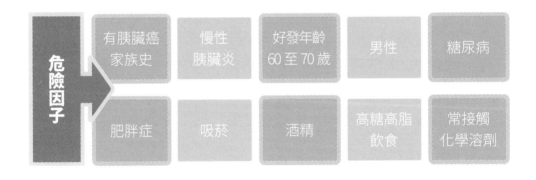

■ 常見症狀

胰臟癌又稱為「沉默殺手」，早期的症狀並不明顯，在胰臟『頭部』形成的胰臟癌，75% 都會有黃疸，因為癌細胞堵塞住膽道，患者眼睛變黃、皮膚變黃、茶色尿、糞便顏色變淡變白，同時皮膚發癢，甚至發生發燒、畏寒之症狀。

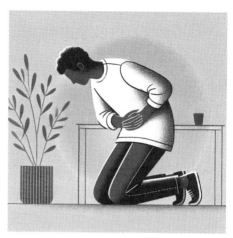

▲上腹痛，是胰臟癌很具特徵的症狀。

在胰臟「頸部及尾部」形成的胰臟癌，通常會出現上腹痛及背痛，由於癌細胞侵犯到上腹部的神經叢，往往有持續的上腹痛，身體必須向前傾彎著腰，才能舒緩疼痛，一旦身體躺平反而疼痛加劇，這是很具特徵的症狀。

另外還有人是腹部有脹滿感或嘔吐感，以及食慾減退。由於癌細胞阻塞主胰管，消化外分泌激素不足，造成消化不良，慢性下痢及吸收不好而體重減輕。

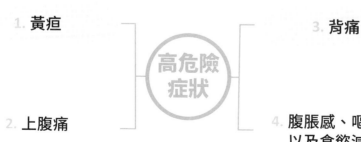

1. 黃疸

2. 上腹痛

高危險症狀

3. 背痛

4. 腹脹感、嘔吐感以及食慾減退

■ 醫學檢查

1. 腹部超音波

僅能顯示受檢者胰臟中段（體部）狀況，對於較深層的胰臟頭部與尾部，受到腸道空氣的限制，腹部超音波的偵測能力相當差。

2. 電腦斷層攝影

能找到胰臟癌，還能檢查到有無轉移、浸潤周邊臟器或血管。如已經懷疑有癌症，建議進行此種檢查。

3. 核磁共振檢查（MRI）

無輻射，最小可以偵測到 0.3 至 0.5 公分的胰臟病灶，最佳的胰臟癌篩檢工具。

4. 核磁共振膽胰造影術（MRCP）檢查

可以同時檢查容易發生胰臟癌的胰管，以及可能發生膽道癌的膽管、膽囊。而且可以不使用顯影劑也能進行，風險相對較低。

5. 內視鏡逆行性膽管胰臟攝影術（ERCP）

將內視鏡深入十二指腸，內視鏡前端會將顯影劑注入胰管、膽管之中，藉此來觀察膽管與胰管，也可能透過小鉗子來採組織，缺點是此項檢查比起其他檢查更具有侵入性。

■ 病理分類

　　胰臟是一包含有內分泌及外分泌功能的腺體，位於人體的後腹腔，來自外分泌的腺體，胰管的上皮細胞常見的胰腺細胞癌；另一類則來自內分泌細胞胰島，例如神經內分泌腫瘤、胰島細胞瘤、升糖素細胞瘤等。胰臟腫瘤約 70% 好發於胰頭部位，胰體及胰尾則占其餘的30%。

1. **胰腺癌**（adenocarcinoma）：占 90% 以上，源自胰外分泌腺體，在頭部約 70%。
2. **神經內分泌腫瘤**（NET，Neuroendocrine tumor）：源自胰島。
3. **囊狀腫瘤**（cystic tumor）。

■ 癌症分期

stage I	腫瘤侷限在胰臟部位。
IA	腫瘤最大直徑 2 ㎝
IB	腫瘤最大直徑＞ 2 ㎝
stage II	腫瘤已擴散到附近的組織或器官，但還未侵犯到腹腔動脈或上腸繫膜動脈。
II A	無局部淋巴結轉移
IIB	有局部淋巴結轉移
stage III	腫瘤已侵犯到腹腔動脈或是上腸繫膜動脈。
stage IV	腫瘤已經擴散到遠處器官。

■ 西醫治療與可能副作用

手術與化放療的考量

只有 20% 的胰臟癌患者尚能接受手術，提高存活的機率。當腫瘤出現在胰臟頭部時，便會採取胰十二指腸切除術（pancreaticoduodenectomy），又名惠普爾手術（Whipple's procedure），醫師會將胰頭、部分胃部、部分十二腸、總膽管、膽囊以及附近的淋巴結切除。

無法手術的患者也能用內視鏡來疏通阻塞之膽管，將膽汁引流至十二指腸或體外，改善阻塞性黃疸，也可以延長壽命。已經局部侵犯或遠處轉移的患者，便選化學治療為主要治療方式。

化學治療

化學治療是晚期胰臟癌最主要的治療方式，其主要療效在於改善生活品質，減輕疼痛及稍微延長存活期。常使用 gemcitabine，腫瘤症狀緩解率可達 20% 以上，稍微延長病患的存活時間。研究報告使用 FOLFIRINOX 或 AG （paclitaxel + gemcitabine） 相較於 gemcitabine，反應率可由 9.4% 升高至 31.6%，中位存活時間可由 6.8 個月升高至 11.1 個月。

■ Gemcitabine：

健澤（Gemzar），因抑制 DNA 的生合成，而產生細胞毒性之作用，促使癌細胞進行凋亡。

1. 胃腸不適，噁心及嘔吐、腹瀉、口腔黏膜破損、喪失食慾。
2. 骨髓抑制，包括貧血、白血球低下、血小板減少。
3. 末梢水腫。
4. 掉髮、皮疹、搔癢。
5. 代謝及內分泌異常，高血糖、低血鎂、低血鈣。
6. 肝功能指數升高。
7. 肌肉痛、關節痛、骨頭痛。
8. 感覺神經病變、末梢運動神經病變、頭痛、嗜睡、感覺異常。

■ FOLFIRINOX（folinic acid + fluorouracil + irinotecan + oxaliplatin）

　　fluorouracil：抗腫瘤抗代謝物，抑制癌細胞的 thymidylate synthetase，干擾 DNA 的合成；能嵌入 RNA，從而干擾 RNA 和蛋白質的合成，進而破壞癌細胞生成。

　　oxaliplatin：新一代 platinum 類之抗癌藥，其經身體轉化後之水解產物與去氧核糖核酸（DNA）作用後，形成 DNA 股內及股間的交互聯結（intra and inter strand crosslinks），經破壞 DNA 合成達到細胞毒性及抗癌效果。Oxaliplatin 和 5-FU 併用時，體外和體內試驗證實有細胞毒性加成作用。

　　irinotecan：是喜樹鹼（camptothecin）的半合成衍生物，是一種能專門抑制 DNA 第一型拓樸異構酶的抗腫瘤藥物，會誘導單股

DNA 產生損傷，進而阻斷 DNA 複製叉（replication fork），產生細胞毒性。

folinic acid：是葉酸拮抗劑（如 methotrexate，pyrimetham trimethoprim）所引起的血液及網狀內皮組織毒性的強效解毒劑。可解救正常細胞免於毒素效應，緩解因葉酸缺乏所引起的骨髓及胃腸細胞的破壞，盡力維持人體維持基本血球生成和腸胃功能。

副作用

1. 噁心及嘔吐、腹瀉。
2. 骨髓抑制較嚴重，包括白血球低下、血小板減少。
3. 肝功能指數升高。
4. 感覺神經病變、末梢運動神經病變、頭痛、嗜睡、感覺異常。

標靶治療

臨床試驗證實的標靶藥物 erlotinib（Tarceva，得舒緩）合併 gemcitabine，可以有意義地延長病患的整體存活約 2 週。

■ Erlotinib（Tarceva，得舒緩）

可抑制表皮生長因子接受體（EGFR）之酪胺酸激（tyrosine kinase）的細胞內磷酸化作用，而讓癌細胞凋亡。

副作用

1. 皮膚症狀，痤瘡狀紅疹 80% 發生率，常見於臉部（先發生）、頭皮、頸部、上身、背。若有細菌感染，則會產生膿皰、毛囊炎。
2. 甲溝炎，常見於拇指和大腳趾。
3. 腹瀉
4. 口腔黏膜發炎，口腔潰瘍、牙齦浮腫、舌頭血泡。

放射線治療

　　胰臟癌對放射線反應較差，目的在於暫時控制腫瘤。如果配合化學藥物再加上放射治療，對晚期胰臟癌可以提高療效。

■ 中醫互補治療與調養

　　胰臟癌在中醫是屬於脾積、伏梁等的範疇。

　　《難經·六十五難》有曰：「脾之積，名曰痞氣，在胃脘，覆大如盤，久不癒，令人四肢不收，發黃疸，飲食不為肌膚，以冬壬癸日得之。」

　　《證治要訣》曰：「脾積在胃脘，大如覆杯，痞塞不通，背痛心疼，飢減飽氣。」

　　中醫認為胰腺癌多是因為情志不暢、肝氣鬱結，以及飲食不節、嗜菸酒肥膩等濕熱之物有關，造成肝脾不和，濕困中焦，鬱久化熱，瘀結於肝膽胰之間。

中醫互補療法原則

所以中醫治療以疏肝理氣，健脾化濕，清熱散結為主。若出現目黃、膚黃、茶色尿的黃疸症狀，可用茵陳蒿湯、茵陳五苓散、大黃、梔子、鬱金來清利濕熱、退黃利膽，可讓黃疸指數下降。另可搭配柴胡、防風等藥材來疏肝行氣，降低肝炎指數。

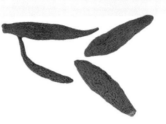

▲鬱金，清利濕熱、退黃利膽，可讓黃疸指數下降。

患者若伴有胸悶氣短、大便軟散、水腫等脾虛濕阻的症狀，可用參苓白朮散、香砂六君子湯等來健脾燥濕、和中消痞，就能幫助消化，改善食慾和提升體力。

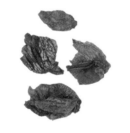

▲雞內金，促進腸內酵素分泌。

胰臟的功能包括外分泌和內分泌，其中可加強胰島的外分泌功能，像是麥芽幫助澱粉類消化、神麴含多種消化酵素、山楂讓脂肪消化良好、雞內金促進腸內酵素分泌等，另外內分泌功能可用六味地黃丸來調節胰島素或是升糖素的分泌，這些都是胰臟癌治療過程中必需的用藥。

手術期間中醫互補藥方

胰臟癌手術會切除胰臟、膽囊、部分十二指腸和胃，對消化系統是沉重的打擊，所以需要以健脾益胃、補氣和中的中藥為主來維持基本的消化功能，讓營養能吸收，維持良好體力，例如保和丸、香砂六君子湯、麥芽、雞內金等。

化療期間中醫互補藥方

Gemcitabine 有骨髓抑制作用,使用後造成的貧血、白血球減少及血小板減少症可使用補中益氣湯、雞血藤、黃精、丹參、何首烏來提升白血球數。腸胃不適的噁心嘔吐症狀,臨床上可用半夏瀉心湯、白芨降逆止嘔。

標靶期間中醫互補藥方

Tarceva 的副作用為皮膚紅疹及腹瀉,可使用龍膽瀉肝湯、玉女煎或溫清飲來清瀉濕熱,其中溫清飲含四物湯藥性較不寒涼,另可添加蟬蛻、殭蠶來止癢及降低紅疹情況。使用香砂六君子湯、參苓白朮散、白扁豆,健脾利濕止瀉。

■ 健康飲食

1. 禁忌高糖飲食

高糖飲食會損傷胰臟,少糖飲食可降低胰腺癌的罹癌風險。中研院基因體研究中心團隊曾於 2019 年發表研究證明,當胰臟細胞處於高糖環境,容易引發 DNA 損傷,造成致癌基因突變進而啟動癌化。

2. 飯前可以食用一茶匙的好油

幫忙消化,像是不飽和脂肪酸類的苦茶油、特級初榨的橄欖油皆佳。因為油脂

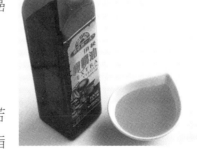

▲特級初榨橄欖油,幫助良好消化,保護胰臟功能。

類可以幫助食靡形成，讓胃酸和脂肪類食物結合，幫助良好消化，保護胰臟功能。

3. 多攝食含維生素 A、胡蘿蔔素的食物

抗氧化能力高，如深綠色、深黃色之蔬菜水果，例如地瓜葉、胡蘿蔔、番茄、茄子、木瓜、地瓜等。研究證實，大量攝取蔬果可降低30 至 50% 胰臟癌發生率。

4. 多食用富含葉酸及維生素 B6 食物

能降低罹癌風險，例如葉酸（雞蛋、毛豆、香菇等）及維生素 B6（豆類、全穀類、乳製品等）。

5. 多攝取十字花科蔬菜

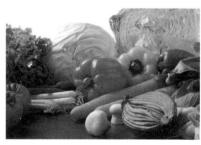

如花椰菜、高麗菜、甘藍、白蘿蔔、青江菜、洋蔥等。美國癌症流行病學期刊的研究顯示，每週食用 1.5 份以上「生」十字花科蔬菜最高可降低 40 % 胰臟癌風險。

▲十字花科蔬菜可降低罹患胰臟癌風險。

6. 要戒酒、戒菸，多運動，保持心情愉快

■ 運動型態

每日 30 分鐘有氧運動，例如跑步、飛輪。

消化系統的瑜珈訓練伸展腹部肌肉，幫助臟器消化循環：

1. 嬰兒式

盤腿坐在瑜伽墊上，雙手打直高舉在頭頂，吸氣，將上半身往前傾，同時保持脊椎延長的動作。將上半身完全趴在地面上，頭也輕靠在地面，停留 3 ～ 5 個呼吸後再慢慢起來。

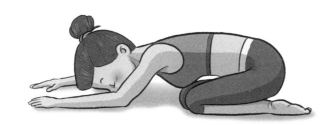

2. 腹部扭轉式

呈仰臥姿，腳掌離地、雙膝併攏打彎，以雙手環抱膝蓋。

吐氣，打開雙手肩兩側延伸，掌心貼地、手臂與肩同高。吸氣，脊椎伸展，保持雙肩等高貼地，吐氣，脊椎扭轉、雙膝倒向右側地板，視線看向左手指尖。骨盆居中不歪斜，吸氣，雙膝回正於胸口上方；吐氣，膝蓋倒向另一邊，進入仰臥脊椎扭轉姿並停留等長時間。

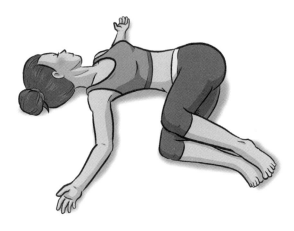

3. 坐姿扭轉式

　　坐姿，雙腿打直，雙手放在膝蓋上，頭擺正。右腿彎曲，右手放在右膝上，右腳掌貼地放在左膝蓋外側。左腿彎曲，用右手將左腳跟拉近右臀。以左手環抱右膝，將右大腿貼近腹部。吸氣，上半身向右轉。掌心貼地，支撐身體重量。頭向右轉，下巴位於右肩上方。脊椎打直。停留五至七個吸吐，回到坐姿。

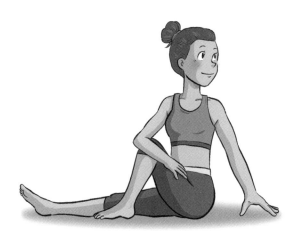

■ 穴位保養

1. 章門穴	2. 支溝穴	3. 太白穴
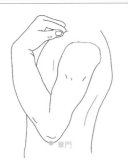	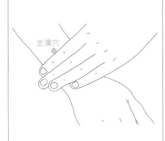	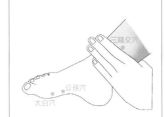
當上肢合腋屈肘、中指端置耳垂時肘尖所止處，位於腋中線上。屬肝經，疏肝利膽，健脾消食。	前臂伸側面腕背橫紋後三寸（4橫指），尺骨與橈骨之間。屬三焦經，清熱利下，寬通胸脅。	足內側緣，足大姆趾本節後下方赤白肉際凹陷處。屬脾經，扶脾調氣，和中利血。

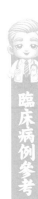

臨床病例參考

59歲女性罹患胰臟癌於2021年7月14日某大醫院確診，轉移肝臟，已作7次化療，噁心，嘔吐症狀。

2021年11月17日 CA199：3649.6 U/mL，CEA：78.1 ng/ml

2022年01月17日 CA199：319.5 U/mL，

2022年12月07日 CA199：14.5 U/mL，CEA：3.6 ng/ml

經過2週用中藥和飲片調理後，病人已無嘔吐，噁心減少，食慾恢復，精神體能也日漸回到正常生活狀態，日後持續配合中藥調理，癌症指數也漸序下降至正常，電腦斷層也無癌細胞，病情控制良好，目前仍用中藥保養中。

科學中藥處方

散腫潰堅湯 5g、真人活命飲 4g、半夏瀉心湯 2g、白花蛇舌草 1g。

用藥說明

使用散腫潰堅湯來瀉火解毒、消堅散腫；真人活命飲來清熱解毒、清散癰腫；半夏瀉心湯來和胃降逆、消痞除滿；白花蛇舌草來解毒抗癌、消腫散結，諸藥合用，則清熱解毒，和胃健脾，消積化瘀。

飲片加強處方

白朮 2 錢、茯苓 4 錢、黃耆 4 錢、西洋參 3 錢、刺五加 4 錢、麥芽 3 錢、神麴 3 錢、丹參 3 錢、川七粉 3 錢、天花粉 3 錢、雞血藤 3 錢、散血草 4 錢、急性子 4 錢、青蒿 3 錢、龍葵 3 錢、乳香 3 錢、沒藥 3 錢、半枝蓮 3 錢、枸杞 3 錢、大棗 2 錢。

用藥說明

- **用藥規則**：益氣和中、健脾益胃、清熱解毒、軟堅消積
- **麥芽、神麴**：歸胃經，消食健胃、疏肝解鬱，改善胰臟分泌消化酵素功能
- **川七**：歸胃經，活血化瘀、消腫定痛

▶【特別提醒】請勿自行配藥，須經中醫師辨證後開立，才能對症下藥！

子宮頸癌

　　根據衛生福利部統計，子宮頸癌的發生率大約是每 10 萬婦女人口就有 10.5 位左右，雖有進步，仍高居婦女癌症的第 7 位，子宮頸癌的好發生年齡都比較集中在生育婦女到停經前後之間，約是 35 至 45 歲，但隨著子宮頸抹片的推廣普及，初期發現占多數，所以平均存活率較佳。

子宮頸癌分期	治癒率
零　期	100%
第一期	85 ～ 90%
第二期	50 ～ 70%
第三期	30 ～ 40%
第四期	10 ～ 30%

■ 致癌病因

1. 人類乳突狀病毒的感染

　　子宮頸癌的高危險因子，主要來自人類乳突狀病毒的感染，在台灣涵括了近 70% 的子宮頸癌病人，這是性交感染所引起。

　　人類乳突病毒（HPV）是一種 DNA 病毒，會感染人體的表皮與

黏膜組織。它有一百多型，可以分為低危險型與高危險型，是為子宮頸癌的致病元兇，能夠入侵不成熟的子宮頸上皮細胞中作用，而將身體內的正常檢視、調控及修補 DNA 受損的功能破壞，並轉化成具惡性傾向的細胞。

約有 17 種高危險型的人類乳突病毒與子宮頸癌相關，主要經由性接觸傳染，在性行為過程中，透過接觸皮膚、黏膜或體液而感染。有時，外部生殖器接觸帶有 HPV 的物品，也可能造成 HPV 感染。在台灣以第 16、18 型的人類乳突病毒屬最常見，涵括了近 70% 的子宮頸癌病人，且分別占 16 型有 50 至 60% 與 18 型有 10 至 20%，再其次有 31、33、45、52 及 58 型。而與 90% 皮膚尖形濕疣（俗稱菜花）息息相關的 HPV 第 6、11 型，是屬於低危險型 HPV。

HPV 感染者一般沒有明顯症狀，通常 9 成的 HPV 感染會在 1 年內消失。若感染者出現菜花或其他生殖器病變，建議儘速就醫。HPV 感染超過 1 年不消失就稱為持續性感染，女性未來罹患子宮頸癌的機會較高。另外，HPV 感染也會造成男性陰莖癌、男女兩性肛門、扁桃腺、舌咽及舌頭等癌症。

2. 抹片曾有異常

若有子宮頸再生不良（cervical dysplasia），異常程度愈嚴重，將來轉變為子宮頸癌的可能性就愈高。LSIL 為「輕度鱗狀上皮內病灶」（low-grade squamous intraepithelial lesion）的縮寫，表示發現的子宮頸細胞異常更為確定，但仍屬輕度。HSIL 為「重度鱗狀上皮

內病灶」（high-grade squamous intraepithelial lesion）的縮寫，表示發現的子宮頸細胞異常情況相當嚴重，極可能轉變為子宮頸癌，包括 CINII、CINIII（子宮頸上皮內贅瘤 cervical intraepithelial neoplasia）。需要立即重複子宮頸抹片檢查、HPV DNA 檢測、陰道鏡檢查，可能還需組織切片檢查。

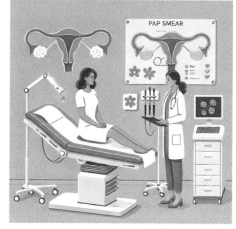

▲子宮頸抹片檢查

3. 其他原因

- 性病的感染如菜花、淋病、梅毒都會增加子宮頸癌風險；
- 性交的年齡在 18 歲以前者，風險則增加 5 倍左右。
- 有多位性伴侶，也會增加感染 HPV 的風險；
- 長期子宮頸糜爛、發炎，都可能轉變為早期的子宮頸癌細胞。
- 家族中曾有人患過子宮頸癌、子宮癌、卵巢癌，也都是高危險群。

　　長期口服避孕藥，年期達 5 年或以上，有些學者認為黃體素會改變子宮頸上皮細胞的穩定性，而容易發生不正常的變化，有可能導致子宮頸癌細胞的發展。

　　吸菸不僅會造成女性不孕，也會增加子宮頸癌、子宮癌的機會，因為吸菸會增加體內氧化壓力，且容易消耗體內的抗氧化物（如：維他命 C），造成皮膚粗糙、快速老化和骨質疏鬆。

已生育 5 次或以上，而第一次懷孕時年紀較輕者也是高危險群。因為每次懷孕和分娩，都會對子宮頸造成一定的損傷，容易引起子宮頸癌。

■ 常見症狀

早期包括侵犯性子宮頸癌往往沒有任何症狀，必須靠陰道抹片篩檢，及進一步的陰道鏡檢查，甚至切片的組織檢查才能發現。

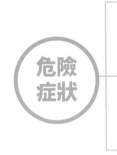

危險
症狀

1. 惡臭的分泌物

2. 不正常的陰道出血，如非經期的出血、更年期後的陰道出血、性交時出血等。

3. 當子宮頸癌逐漸發展成後期時，例如下腹或背部疼痛、大小便感到困難、尿液及糞便帶血、失禁、腳腫等。

■ 醫學檢查

1. **血液檢查**：腫瘤指數上升，包括 CEA、SCC。

2. **子宮頸抹片篩檢（Pap smear）**：推廣成功降低子宮頸癌發生率，是癌症防治上成效最好的篩檢。

　　所謂抹片篩檢是以抹片棒或子宮頸刷等器具，目前為採集到子宮頸鱗狀上皮與柱狀上皮交界處（Squamocolumuar junction，SCJ）之上皮細胞，再利用帕氏染色（Papnicolau stain）後透過顯微鏡檢查是否有可疑性的癌細胞存在。這樣的篩檢方式稱為子宮頸抹片（Pap test）。

　　從國民健康局的數據顯示，近年來推行子宮頸抹片檢查後，已可降低 60 至 90% 子宮頸癌侵襲癌的發生率和死亡率。

抹片結果	後續處理
正常	每 3 年至少檢查 1 次
意義不明的鱗狀細胞變化 ASCUS Atypical Squamous Cells of Undertermined Significance	3-6 個月內再做抹片或 HPV 檢測
輕度癌前病變 LSIL Low grade squamous intraepithelial lesion	陰道鏡檢查或 3-6 個月內再做抹片
重度癌前變 HSIL high-grade squamous intraepithelial lesion 意義未明的腺體細胞變化 AGUS Atypical Glandular Cells of Undertermined Significance	陰道鏡檢查 + 切片
癌症	切片

■子宮頸上皮內瘤變分期　（CIN cervical intraepithelial neoplasia）

CIN 分 類	Bethesda 分 類	處理
CIN I 一級	Atypia 有非典型細胞 LSIL 低度鱗狀上皮內病 輕度的上皮細胞病變，占上皮層的下 1/3	有恢復正常的機會，可不進一步處理，而以抹片作為追蹤，每 3 個月至 6 個月做一次。
CIN II 二級	HSIL 高度鱗狀上皮內病變 中度的上皮細胞病變，占上皮層的 2/3	可以做局部性治療，包括治療性電圈部分切除和子宮頸錐狀切除。
CIN III 三級	HSIL 高度鱗狀上皮內病變重度的上皮病變，幾乎達上皮表面	一般可施行治療性的子宮頸錐形切除術，若有侵犯性子宮頸癌或合併其他婦科病灶需做全子宮切除。
Invasive Carcinoma 浸潤癌	子宮頸上皮細胞已癌變	若有侵犯性子宮或合併其他婦科病灶需做全子宮切除。

■ 病理分類

子宮頸癌的病理組織分類為：

1. 鱗狀上皮癌（squamous cell carcinoma）佔病例 80 ～ 85%

2. 腺癌（adenocarcinoma）佔約 15%

3. 腺鱗狀上皮癌（adenosquamous carcinoma）佔約 35%

4. 亮細胞癌（clear cell carcinoma）

5. 類子宮內膜腺癌（endometrioid adenocarcinoma）

6. 未分化細胞癌（undifferentiated carcinoma）

7. 神經內分泌腫瘤（neuroendocrine tumor）內含小細胞癌（small cell carcinoma）、惡性子宮頸肉瘤等較為罕見。

■ 子宮頸癌分期

第 1 期	癌局限於子宮
1A	肉眼未見病變，顯微鏡檢查方能診斷。
1A1	微灶間質浸潤癌 3mm 深，7mm
1A2	5mm 深，7mm
1B	癌灶大於 IA，或肉眼可見。
第 2 期	癌灶超過子宮，但未達陰道下 1/3 或盆腔壁。
2A	癌累及陰道
2B	癌浸潤子宮兩旁
第 3 期	癌侵犯陰道下 1/3 或延及盆腔壁或使腎盂積水。
3A	侵犯陰道下 1/3
3B	延及盆腔壁或使腎盂積水
第 4 期	癌擴展整個盆腔或有轉移遠處。
4A	癌侵犯膀胱或直腸黏膜
4B	癌浸潤超出骨盆，有遠處轉移

■ 西醫治療與可能副作用

手術治療

　　子宮頸癌的正規治療，包括手術治療與放射治療。對第一期（IB）及第二期（IIA），一般年齡在七十歲以下的患者，可以手術作為優先治療方法，稱為「根除性子宮切除術及骨盆腔淋巴廓清術 Radical hysterectomy」，除了切除子宮及陰道的上段三分之一外，還將連接子宮與週邊器官、骨盆壁的韌帶切除，希望以這樣「堅壁清野」的方式，杜絕癌細胞在骨盆腔復發的可能。

　　手術後患者會有一段時間有排尿功能上的障礙，無法自然地解出小便，需要留置導尿管。通常在接受膀胱訓練大約一個月左右就可恢復解尿功能。

微灶間質浸潤癌 IA 期	子宮切除手術或子宮頸錐形切除
浸潤癌 IB 或 II A	子宮根除＋切除盆腔淋巴結或放射治療
浸潤癌 II B，III或IV A	骨盆腔放射治療
浸潤癌IV B	化療與骨盆腔放射治療

化學治療

順鉑（cisplatin）、卡鉑（carboplatin）、太平洋紫杉醇（Paclitaxel）（以上參見肺癌 P00）的副作用。

副作用

1. 腸胃道症狀：噁心、嘔吐、腹瀉、便秘等
2. 骨髓功能異常（白血球、血小板、血紅素低下）
3. 肝功能損傷：倦怠、肝炎。
4. 皮疹、甲溝炎
5. 末梢神經病變：四肢麻木刺痛感。（太平洋紫杉醇 Paclitaxel 常見）
6. 腎功能損傷：蛋白尿、過濾率下降。（順鉑 cisplatin 常見）
7. 心臟受損：心悸、胸痛。（太平洋紫杉醇 Paclitaxel 常見）

■ Ifosfamide：

好客癌 Holoxan。是 Cyclophosphamide 之衍生物，使 DNA 雙股產生錯誤的交叉連結及蛋白質結構改變，讓癌細胞凋亡。

副作用

1. 噁心、嘔吐
2. 白血球、血小板減少
3. 掉髮
4. 出血性膀胱炎：血尿、解尿疼痛
5. 中樞神經毒性：腦病變、混亂嗜睡

■ Irinotecan：

癌康定 Topotecan。抑制細胞生長的第一型拓樸異構酶（topoisomerase I）抑制劑，誘導單股 DNA 產生損傷，讓癌細胞無法成功複製生長。

副作用

1. 噁心、嘔吐
2. 腹瀉
3. 白血球、血小板減少
4. 掉髮
5. 膽紅素 > 3 倍正常範圍上限值
6. 急性膽鹼性症候群：症狀包括腹瀉、鼻炎、結膜炎、視力障礙、流淚、低血壓、盜汗、寒顫、眩暈、唾液增加，通常於輸注後 24 小時內發生。如出現以上症狀時，下次注射前可預防性給藥以改善之。

標靶治療

■ **注射針劑癌思停（Avastin）、Pembrolizumab、吉舒達（Keytruda）**

癌思停 Avastin 會阻斷血管新生，使癌細胞死亡。

副作用

1. 傷口會不容易癒合與容易出血
2. 腸胃道穿孔、腸阻塞
3. 靜脈血栓栓塞

4. 中風

5. 心肌梗塞、心臟衰竭

6. 高血壓

7. 蛋白尿

　　吉舒達 Keytruda 是一種單株抗體，通過促進 T 細胞免疫反應提升人體免疫力。

副作用

1. 腸胃道不適：腹瀉、黑便、腹痛等症狀。

2. 肝炎：可能出現 AST、ALT 上升，總膽紅素值上升等。

3. 肺功能損傷：咳嗽、胸痛或呼吸短促症狀

4. 腎功能損傷：尿液的顏色或量改變可能來自腎炎、腎衰竭。

5. 關節痛

6. 紅疹、皮膚癢

7. 相關內分泌病變：可能有腦下垂體、腎功能不全、甲狀腺功能異常等症狀。

荷爾蒙治療

　　有少數患者對荷爾蒙治療有反應，主因為其腫瘤具有較強黃體素受體活性，因此可用 Tamoxifen 治療，來抑制荷爾蒙活性，但可能會產生類似更年期的副作用。

1. 潮紅發熱、盜汗、心悸
2. 失眠
3. 陰道乾澀或搔癢
4. 靜脈血栓

放射線治療

　　治療的方式分為「體外照射」與「體內照射」。體外放射線治療（或稱遠隔治療）是使用直線加速器產生之高能量放射線從體外進行照射；體內放射治療（或稱腔內近接治療） 是將具放射活性的射源放在陰道內，近距離照射腫瘤的一種治療方式。一般情況之下，療程開始先使用體外照射，範圍包括腫瘤及骨盆腔淋巴結，接著再轉換使用體內照射，加強腫瘤之放射線劑量，合計療程大約需要七至八週完成。

　　適用範圍：

1. 病人年紀太大、健康狀態不佳、肥胖等不適合接受手術治療者。
2. 第 IIb 期以後的子宮頸癌，侵襲範圍較廣，手術較不易施行且傷害亦太大。

副 作 用

　　一般大約發生在開始治療 3 週後，症狀可能會持續至療程結束後 2-4 週，之後會漸漸恢復正常。

1. 腸胃不適：造成腸胃道粘膜傷害和影響蠕動，症狀包括腹瀉、腹痛、噁心等。
2. 放射性直腸炎：腹痛、腹瀉，裏急後重為最常見，而偶有血便的現象。
3. 放射性膀胱炎：有頻尿，小便疼痛或灼熱感等。
4. 腸道阻塞、慢性膀胱炎、慢性直腸炎等。

■ 中醫互補治療與調養

　　子宮頸癌在中醫是屬於崩漏、五色帶等的範疇。

　　《備急千金藥方》有曰：「崩中漏下，赤白青黑，腐臭不可近，令人面黑無顏色，皮骨相連，月經失度，往來無常，小腹弦急，或苦絞痛，上至心，兩脅腫脹，食不生肌膚，令人偏枯，氣息短少，腰背痛連肋，不能久立，每嗜臥困頓。」

　　《諸病源候論，積聚候》有曰：「帶下病者，由勞傷血氣，損動衝脈、任脈，致令其血與穢液兼帶而下也。衝任之脈，為經脈之海。經血之行，內榮五藏，五臟之色，隨臟不同。傷損經血，或冷或熱，而五臟俱虛損者，故其色隨穢液而下，為帶五色俱下。」

　　黃帝內經的《靈樞·經脈》中闡述足厥陰之肝脈『入毛中，環陰器，抵少腹』，與任脈交會於『曲骨』，且沖任二脈均起源於『胞中』，肝鬱氣滯、沖任失調都會影響到子宮頸正常的生理功能。

　　本病屬於中醫「崩漏」，多因為外邪、濕濁、寒冷等侵入胞官，

再加上本身腎氣不足、肝氣鬱結、脾氣虛弱等，以致沖任失固，氣血運行不暢，子宮頸容易發生瘀滯，瘀久化熱，便成了火，火熱迫血妄行，而成「崩漏」。

中醫互補療法原則

下焦濕熱、痰濁瘀阻而蘊結胞官是形成本病的重要機制。因此可用清熱解毒的蒲公英、黃芩、敗醬草、龍膽瀉肝湯、知柏地黃丸等化濕去熱、殺菌解毒。

人類乳突病毒（HPV）在中醫學中為毒熱，為外邪，有很多清熱解毒藥物現代研究有抑制病毒感染的作用，如紫花地丁、板藍根、白花蛇舌草、半枝

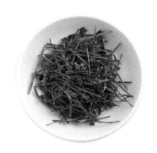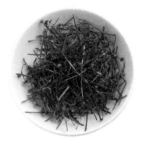

▲白花蛇舌草（左）、半枝蓮（右），有抑制病毒感染的作用。

蓮、黃芩、蒲公英等。另外補益藥有調節免疫功能的方藥很多，如黃耆、人參、白朮、女貞子、地黃等，有提升人體免疫功能，增強防衛吞噬的能力，因此中藥扶正去邪來抑制病毒肆虐也是治療子宮頸癌的有效方法。

手術期間中醫互補藥方

骨盆腔手術後肌肉神經可能受損造成局部肌肉攣縮或是組織纖維化，以致血液循環變差，淋巴結移除後，可能會導致肢體水腫等，這

時候使用一些疏絡化瘀、利水消腫的中藥，將手術後的氣滯血瘀舒散開來，如三七、五苓散。另外輕度疏緩的推拿按摩手法，利用由經絡循行輕撫按摩，亦可促進淋巴回流，改善肢體血液循環，並於術後 2 年內每日穿彈性壓力襪至少 8 小時，也有助於淋巴回流。

化療期間中醫互補藥方

　　白金類藥物順鉑（cisplatin）、卡鉑（carboplatin）可能會造成腎小管損傷，產生蛋白尿，所以每次化療都要留 24 小時尿液來監測腎功能，可服用清熱利濕，分清化濁的中藥修復腎組織，增加腎擴清率，例如五苓散、萆薢分清飲等。若是腎功能已經異常，廓清率低於 40%，則需要根據體重調整藥物劑量，以 10 公斤一日約可服用 1 克科學中藥為標準計算，減少腎臟代謝的負擔。

　　好客癌（Ifosfamide）則能造成出血性膀胱炎，而有血尿、解尿疼痛等症狀，若持久不癒可能會有膀胱纖維化，影響日後解尿功能。故可用豬苓湯、小薊飲子等涼血止血，利水通淋的藥材來改善修補膀胱組織。並且要每天補充足夠的水（3000cc 以上）。

標靶期間中醫互補藥方

　　吉舒達（Keytruda）可能會造成肺部組織損傷而有產生咳嗽、呼吸短促症狀，這時可用清肺化痰、益氣潤燥的麻杏甘石湯、清燥救肺湯等來宣肺化痰止咳，修復肺部功能。

使用高能量的射線來殺死癌細胞，容易出現燥熱發炎的現象。易產生皮膚炎、放射性直腸炎（腹痛、腹瀉）、放射性膀胱炎（血尿、尿疼痛）等，這時使用滋陰清熱的中藥來調理，修復受損的黏膜組織，如葛根芩連湯來去大腸濕熱，修復腸黏膜，達到滲濕止瀉的功效，豬苓湯來利水通淋，清熱養陰，使膀胱黏膜修復，止血收澀。

■ 人類乳突病毒的預防

因為人類乳突病毒感染占子宮頸癌的 70%，所以降低感染人類乳突病毒的風險是最重要的預防方法，例如避免過早發生性行為、減少性伴侶人數、安全性行為（使用保險套）及接種子宮頸癌疫苗。

<30 歲以上婦女每 3 年應至少接受一次子宮頸抹片檢查及接種子宮頸疫苗>

	9 價 HPV 疫苗	4 價 HPV 疫苗	2 價 HPV 疫苗
預防 HPV 種類	高危險致癌型：HPV16、18、31、33、45、52、58 低危險致癌型：HPV6、11	高危險致癌型：HPV16、18 低危險致癌型：HPV6、11	高危險致癌型：HPV16、18
感染風險	90% 子宮頸癌 90% 外陰癌 85% 陰道癌 80% 惡性子宮頸癌前期 50% 初性子宮頸癌前期 90% 尖端濕疣（菜花） 肛門癌 32% 口咽癌 37% 頭頸癌	70% 子宮頸癌 75% 外陰癌 65% 陰道癌 50% 惡性子宮頸癌前期 25% 初性子宮頸癌前期 90% 尖端濕疣（菜花）	70% 子宮頸癌
接種劑量	9-14 歲男女需 2 劑 15 歲以上需 3 劑	9-13 歲男女需 2 劑 14 歲以上需 3 劑	9-14 歲男女需 2 劑 15 歲以上需 3 劑
接種對象	9-45 歲 男女性皆可	9-45 歲女性， 9-26 歲男	9 歲以上女性

■ 健康飲食

1. 要少吃寒涼食物，如冰淇淋、西瓜、冰涼飲料、螃蟹等，否則寒涼入侵體內，下焦虛寒，循環變差，改變陰道酸鹼度和正常菌叢，使得抵抗力變差，病菌容易侵犯子宮頸、子宮，導致子宮頸炎、子宮內膜炎等症狀。

2. 長期有白帶多且黏稠，常患有子宮頸疾病，有時甚至氣味臭，可以適當吃些清熱利濕的食物，如紅豆、薏仁、蓮藕等。

3. 適量攝取黃豆，黃豆中含有大豆皂苷，可抗氧化、抗血栓、抗病毒、抗腫瘤；含有 ω-3 脂肪酸，可降低患心臟病的風險，提升機體免疫力。

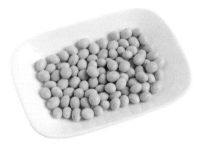
▲黃豆，可抗腫瘤，提升免疫力。

4. 少吃辛辣刺激的食物，以免容易使盆腔充血、誘發炎症，也對子宮頸及子宮的健康不利。常見的辛辣調味品有蔥、薑、蒜、辣椒、花椒、胡椒、韭菜等。

■ 生活作息

藉由維持良好生活作息，最好每日晚上 10 點前入睡，早上 6 點前起床，可維持較佳的免疫力，幫助身體自動清除病毒，避免反覆受到感染。

■ 規律運動

規律適當的運動，可以加強氣血循環，改善肝氣鬱結，讓自律神經平衡，就能幫助受損器官的修復，而運動則可以慢慢改善體內含氧量和肌肉力量，讓病患腸胃消化吸收功能變好，營養吸收更均衡。

瑜珈多注重伸展平衡脊椎兩側的肌肉，以協助調節脊椎旁的自律神經，就能達到內分泌平衡，尤其可以著重骨盆腔的伸展，來矯正活絡骨盆並幫助其循環，增強免疫力。

1. 貓牛式

　　呈跪趴狀將雙手掌、雙腳背、雙膝觸地，做爬行的姿勢，肩膀和手須成一直線垂直，吸氣時肩胛骨向內、頭抬高，脊椎骨向內凹，為牛式；吐氣時將背圓起，呈現拱門狀，像貓一樣，保持 3 秒，為貓式。

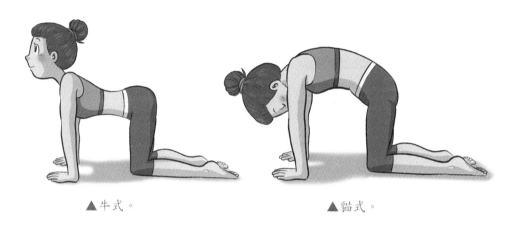

▲牛式。　　　　　　　　　　　　　　▲貓式。

2. 橋式

　　平躺在瑜珈墊上，屈膝讓腳掌踩地，手伸直平放於腰側，然後手掌推地，讓臀部發力向上抬高臀部，讓身體及大腿形成一條直線，大腿內側與臀部同時用力，停留 5 個呼吸循環。

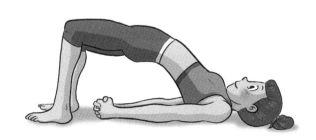

3. 下犬式

　　雙膝跪地，手與肩同寬放瑜伽墊上，腳趾踩地，把膝蓋抬起、臀部後推，肩往下沉，頭自然下垂，盡可能拉長背部與抬高臀部，持續5個呼吸循環。

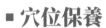

■ 穴位保養

　　每日用大拇指按摩以下穴位約 20 下，每下約 10 秒。

1. 三陰交	2. 太衝穴	3. 血海
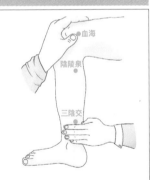	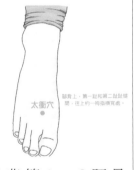	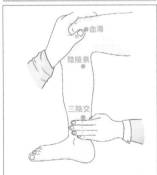
小腿內側，足內踝骨頂向上 3 寸，脛骨內側緣後方凹陷處。屬脾經，調血室通胞宮，去經絡濕邪，為婦科要穴。	足背第 1～2 跖骨間隙的後方凹陷處。屬肝經，平肝理氣，清下焦濕熱。	大腿內側端上 4 橫指處，當股四頭肌內側頭隆起處。屬脾經，調血統血，清濕熱。

58 歲女性罹患子宮頸癌於某大醫院 2012 年 1 月 5 日手術，已作 6 次化療，2013 年轉移肺部和陰道，2016 年 2 月 23 日就診中醫，睡眠欠佳，不易入睡，舌淡紅不鮮，苔薄黃。

經過 4 週用中藥和飲片調理後，睡眠品質改善，能順利在 10 點前入睡，並無多夢或淺眠現象，起床後神清氣爽，食慾和排便也正常，也無易喘或咳嗽的狀況，日後持續接受中藥調理，疾病一直獲得良好控制。

科學中藥處方

散腫潰堅湯 6g、血府逐瘀湯 4g、甘麥大棗湯 2g、白花蛇舌草 1g、蒲公英 1g

用藥說明

使用散腫潰堅湯來瀉火解毒、消堅散腫；血府逐瘀湯來活血化瘀，解鬱散結；甘麥大棗湯來和中緩急，寧神安躁；白花蛇舌草，解毒抗癌，消腫散結；蒲公英清熱解毒，消癰散結，諸藥合用，則清熱解毒，和胃緩急，化瘀消腫。

飲片加強處方

白术 2 錢、茯苓 4 錢、黃耆 4 錢、西洋參 3 錢、刺五加 3 錢、散血草 4 錢、急性子 4 錢、敗醬草 4 錢、三菱 3 錢、莪术 3 錢、薑黃 3 錢、白花蛇舌草 3 錢、半枝蓮 3 錢、枸杞 3 錢、大棗 2 錢。

用藥說明

- **用藥規則**：扶正益氣、健脾和胃、清濕解熱、軟堅消積
- **敗醬草**：歸大腸經，清下焦濕熱，解毒消癰，於骨盆腔作用佳。
- **三菱、莪术**：兩藥合用可破血行氣，消積散腫。

▶【特別提醒】請勿自行配藥，須經中醫師辨證後開立，才能對症下藥！

卵巢癌

卵巢癌為女性的沉默殺手，根據衛生福利部統計占台灣婦科癌症發生率第 3 名，卵巢癌好發在 55 至 75 歲的婦女，75% 的患者都是在第三期以後被診斷出來，第三期的病人平均五年存活率約可達 40%，提早治療存活率越高。但是患者在疾病穩定控制後，約 7 成患者仍會在 3 年內遭遇疾病復發的情況。

卵巢癌分期	治癒率
零期	100%
第一期	85 ～ 90%
第二期	50 ～ 70%
第三期	40%
第四期	10 ～ 30%

■ 致癌病因

與排卵次數有關，次數越多，可能在其中產生病變機會增加。能夠減少排卵次數、讓卵巢休息者，例如懷孕、哺乳及服用口服避孕藥，皆可大大地降低卵巢癌的風險。

研究顯示，曾經使用過避孕藥者，得卵巢癌的風險較未曾使用者低 27%。卵巢中孕育卵子的濾泡中含有豐富的 IGF2（Insulin-like growth factor 2）生長因子，以及氧化反應物質 ROS（reactive oxygen species）。濾泡中的 IGF2 具有刺激卵子生長成熟以及修復排卵造成的組織傷害的功能，ROS 以及所伴隨的急性發炎反應則為卵子「破繭而出」所必須。其中 ROS 會造成基因毒性，導致前來皆卵的輸卵管織上皮細胞產生 DNA 斷裂，引起致癌基因的突變；IGF2 則能促進已經產生基因突變的癌化幹細胞增生擴張。

高風險因子

1. 卵巢癌或乳癌家族史家族成員曾罹患卵巢癌，就算沒有攜帶基因突變，罹患卵巢癌的風險也會增加。直系親屬（例如祖母、母親、女兒或姊妹）曾患卵巢癌的婦女風險增加 5%。

2. BRCA 基因突變者全台約有 15 至 20% 的卵巢癌患者具有 BRCA 基因突變。

癌症／機率	BRCA1	BRCA2
乳癌	70%	70%
卵巢癌	40%	15%
胰臟癌	*	5%
男性乳癌	1%	8%

3. 初經早（小於 12 歲）與停經晚（大於 52 歲）因為排卵次數較多，每次排卵變化都會刺激卵巢，增加卵巢癌的風險。

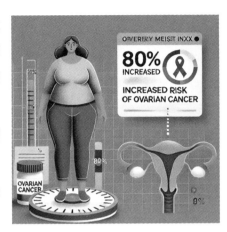

4. 不曾生育的女性卵巢未曾因懷孕而停止排卵，增加卵巢癌的風險。

5. 子宮內膜異位症卵巢癌的風險會增加 2 至 3 倍。

6. 肥胖研究顯示肥胖的女性，患卵巢癌的風險高 80%。

7. 個人病史曾患乳癌、子宮癌、大腸癌的婦女，患上卵巢癌的風險較高。

8. 使用荷爾蒙補充替代療法停經後服用荷爾蒙補充劑的婦女患上卵巢癌的風險會增加。

■ 常見症狀

　　患者初期常常沒有症狀，常因腹脹、腰圍變粗或發胖，進一步追查原因才發現罹患卵巢癌，若在有腹部或腸胃不適症狀又找不出原因時，建議可至婦產科做骨盆內診，腹部或陰道超音波檢查，這些都有不錯的診斷功能。

初期常見的症狀

1. 腹部腫脹感、腸胃不適、噁心、食慾不振

2. 下腹部不舒服悶痛

3. 腫瘤大到壓迫到腸子或膀胱時，就會引起便秘或頻尿

4. 如果壓迫到神經時，則會引起腰痛、腹痛、坐骨神經痛

高風險族群自我檢測

1. 月經不規則：卵巢瘤會造成雌激素失調，會有月經不規則、性早熟或停經後陰道流血的現象。

2. 下肢、外陰部的水腫：卵巢癌生長增大至壓迫骨盆腔靜脈或淋巴液循環，而導致下肢或外陰部的水腫。

3. 體重快速減輕：癌細胞增生時，會大量消耗人體的養分，使患者短時間內消瘦無力，例如半年內減輕 10 公斤。

■ 醫學檢查

1. 血液檢查腫瘤指數上升，包括查 CA-125、CA-199、CEA、AFP、hCG、LDH。

2 陰道超音波利用超音波來診斷早期卵巢癌仍然是目前的瓶頸，因為早期卵巢癌的外形可類似於正常大小、正常外觀的卵巢，在單用傳統超音波診斷時有相當困難。

3. 電腦斷層攝影目前較能精確診斷卵巢癌的工具

■ 病理分類

卵巢癌腫瘤依病理組織分類，上皮細胞腫瘤（epithelial stromal tumor）最多占 60 至 70%，生殖細胞腫瘤（germ cell tumor）居次占 20% 左右，性腺基質癌排第三（sex-cord stromal tumor）佔 6%。

1. 上皮細胞癌（Epithelial tumor）：占 60 至 70%，包含了五種亞
   - 腺體型（Adenocarcinoma）
   - 漿液型（Serous）最常見
   - 黏液型（Mucinous）
   - 子宮內膜型（Endometrioid）
   - 無法分類（Undifferentiated）

2. 生殖細胞腫瘤（germ cell tumor）：占 20%

3. 性腺基質癌（sex-cord stromal tumor）：占 6%

■ 癌症分期

第 1 期	侷限於單側、雙側卵巢。
1a	局限單側卵巢，不含惡性細胞的腹水。囊膜完整。
1b	局限於雙側卵巢，不含惡性細胞的腹水。囊膜完整。
1c	只侷限於單側或雙側卵巢的表面有腫瘤或有囊膜破裂，或含有惡性細胞的腹水或腹腔灌洗液（washings）成陽性。

第 2 期	癌細胞侵犯到骨盆腔內組織
2a	侵犯到子宮或輸卵管
2b	侵犯到其他骨盆腔組織
第 3 期	癌細胞已經侵犯到腹腔
3a	雖然侵犯到腹腔，但侵犯的腫瘤肉眼無法辨識，但有骨盆腔淋巴轉移。
3b	腹腔內的腫瘤小於 2 公分
3c	腹腔內的腫瘤大於 2 公分、出現腹股溝淋巴轉移。
第 4 期	癌細胞已轉移到遠處器官

■ 西醫治療與可能副作用

手術治療

手術通常做子宮全切除、兩側卵巢及輸卵管切除、腸網膜切除、骨盆腔及腹主動脈旁淋巴腺取樣摘除術，這種手術方式稱 為「卵巢癌減積手術」。目的是為了盡可能把腫瘤減至最少，如果殘留的腫瘤已經小於一公分，就叫做完善切除，以後接受輔助療法的效果將愈好。

另外還會作腹水或腹腔內沖洗液的細胞學檢查，及任何可疑地方的切片等，以及切除已受癌細胞侵犯的大腸、小腸乃至部分膀胱。如果是 Ia 期癌症，患者又想生小孩，可以只切除有癌細胞的單側卵巢。

手術後的病人容易造成下肢淋巴水腫，故需要穿下肢的壓力襪至少 2 年，預防其發生。

化學治療

　　順鉑（Cisplatin）（參見肺癌）、太平洋紫杉醇（Paclitaxel）（參見肺癌）、好客癌（Ifosfamide）（參見子宮頸癌），可阻斷癌細胞複製，進而讓癌細胞死亡。

副作用

1. **腸胃道症狀**：噁心、嘔吐、腹瀉、便秘等
2. **骨髓功能異常**（白血球、血小板、血紅素低下）
3. **肝功能損傷**：倦怠、肝炎。
4. **腎功能損傷**：蛋白尿、過濾率下降。（順鉑 Cisplatin 常見）
5. **末梢神經病變**：四肢麻木刺痛感。（太平洋紫杉醇 Paclitaxel 常見）
6. **皮疹、四肢末端紅腫**
7. **心臟受損**：心悸、胸痛。（Etoposide、Paclitaxel 常見）
8. **出血性膀胱炎**（hemorrhagic cystitis）：血尿、解尿疼痛。（好客癌 Ifosfamide 常見）

▪ Etoposide：

　　醫百幸 Eposin。藉與 DNA 異構酶 II（topoisomerase II）交互作用或形成自由基，進而誘發 DNA 股斷裂，讓癌細胞凋亡。

副作用

1. 噁心、嘔吐
2. 白血球、血小板減少

3. 掉髮

4. 肝炎

5. 視神經炎

6. 間質性肺炎，肺纖維化

7. 急性白血病（Acute myelogenous leukemia，AML）

▪ Bleomycin：

撲類惡 Bleocin。具抗癌活性的抗生素，會使 DNA 的結構變的不穩定，導致單股與雙股 DNA 的斷裂，阻止癌細胞生長。

副作用

1. 噁心、嘔吐

2. 腹瀉

3. 白血球、血小板減少

4. 落髮

5. 肺部纖維化或肺炎

標靶治療

注射針劑癌思停（Avastin）（參見子宮內膜癌）與口服藥令癌莎（Lynparza/Olaparib）

▪ Olaparib：

Lynparza 令癌莎。是聚腺嘌呤二磷酸核醣聚合酶（PARP）的抑

制劑，破壞 PARP - DNA 複合物形成有關，造成 DNA 損傷和癌細胞死亡。適用基因突變者（BRCA1、2）。

副作用

1. 噁心、嘔吐、腹瀉、腹痛
2. 骨髓功能異常（白血球、血小板、血紅素低下）、急性骨髓性白血病
3. 關節痛、肌肉痠痛
4. 腎功能損傷
5. 非感染性肺炎

■中醫互補治療與調養

　　卵巢癌在中醫是屬於癥瘕的範疇。《肘後備急方》曰：「凡癥堅之起多以漸生，如有卒便牢大，自難治也。腹中癥有結節，便害飲食，轉羸瘦。」，「其病不動者名曰為癥，若病雖有結而可推移者，名為瘕。瘕者假也，謂虛假可動也。」

　　《景岳全書》云：「其證則或由經期、或由產後，凡內傷生冷、或外受風寒，或恚怒傷肝、氣逆而血留，或幽思傷脾、氣虛而血滯，或積勞積弱、氣弱而不行，總由血動之時，餘血未盡，而一有所逆則留滯日積，而漸以成癥矣。」

　　卵巢癌症屬於癥瘕範圍，皆與情志內傷、外感風邪、生冷飲食皆有關，人體因上述原因造成氣血虧虛，運行不順伴隨經絡的阻滯，使得陽氣無法推行陰血，濕熱聚結下焦，最後才逐漸形成腫瘤，屬於本虛標實之症。

中醫互補療法原則

因此中醫在治療卵巢癌時，首重固本扶元，輔以清熱利氣化痰，並給予抑制賀爾蒙的中藥，例如蒲公英、宜梧根、海藻、山慈菇等，來活血散結消腫。

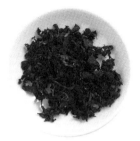

▲海藻，活血散結消腫，抑制賀爾蒙。

手術期間中醫互補藥方

卵巢癌減積手術後，骨盆腔淋巴結多數被移除，以致血液循環變差，可能會導致雙下肢水腫，這時候使用一些活血化瘀、滲濕消腫的中藥，改善局部的氣滯血瘀，如五苓散、三七、車前子、澤瀉。另外可以利用經絡循行推拿按摩手法，亦可促進淋巴回流，改善肢體

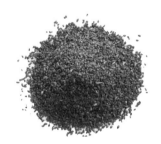

▲車前子，改善局部的氣滯血瘀。

血液循環，並於術後 2 年內每日穿彈性壓力襪至少 8 小時，也有助於淋巴回流。有時也容易造成腸沾黏的副作用，此時要記得保持每日排便的好習慣，才能讓腸蠕動正常化，否則腸沾黏後蠕動不規則，會發生腹絞痛，甚至腸阻塞需要住院的狀況。

化療期間的中醫互補療法

撲類惡（Bleomycin） 較明顯的副作用肺部纖維化，患者容易感到胸悶、呼吸喘促、氣短無力、咳嗽有痰，於是肺功能下降，造成不可逆的肺損傷。這時可用潤肺清燥的中藥來及時修復受破壞的肺組織，減少肺發炎的狀況，保護肺部功能，例如清燥救肺湯、沙參麥冬湯、百合固金湯等。

醫百幸（Etoposide）、太平洋紫杉醇（Paclitaxel）較明顯的副作用是心臟損傷，患者會感到胸悶胸痛、心悸、嚴重者會呼吸喘促，造成心臟收縮能力下降，全身供血不良，器官缺氧缺血。這時可用補益心氣、升陽滋陰的中藥來修補心臟，加強心臟功能，例如炙甘草湯、生脈飲、防己黃耆湯、小青龍湯、天王補心丹等。

標靶期間的中醫互補療法

　　癌思停（Avastin）會阻斷血管新生，造成腸胃出血或蛋白尿，所以要健脾益胃，清熱利濕，來強化腸胃黏膜並維持腎臟功能，給予麥芽、砂仁、茯苓、澤瀉等中藥。

　　令癌莎（Olaparib）抑制癌細胞生長，其副作用和化療類似，腸胃不適和血球數下降，中醫治療基本是以理氣健脾為本，如陳皮、半夏，並增加補益氣血藥材來幫助骨髓功能修復，例如雞血藤、黃精、女貞子等。

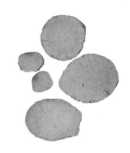

▲澤瀉，強化腸胃黏膜並維持腎臟功能。

■ 飲食須知

1. 卵巢癌的發生部分跟荷爾蒙過度刺激有關，所以動情素藥品不宜長期使用，含高單位荷爾蒙的健康食品，不宜多食。

2. 高溫炸、烤食物產生的丙烯醯胺，可使婦女罹患卵巢癌、與子宮內膜癌的機率提高 2 倍，常見於煎炸、烘烤麵包。

3. 高脂肪食物含賀爾蒙刺激性，易造成癌細胞增生。

4. 高糖高熱量食物會使體脂肪上生，易造成身體慢性發炎，也有致癌風險。

5. 日常飲食增加蔬菜攝取量，可降低卵巢癌惡化的機率，每日食用蔬菜更可以降低 10% 卵巢癌惡化的風險，

■ 紓解壓力

　　壓力大時，器官的經絡氣血循環不暢通時，會增加「肝鬱氣滯」的影響，使內分泌絮亂，造成賀爾蒙失調，要保持情緒穩定，不容易被干擾影響，這樣身心就能夠持續產生正向的力量。

■ 運動型態

　　「瑜珈」多注重伸展平衡脊椎兩側的肌肉，以協助調節脊椎旁的自律神經，就能達到內分泌平衡，尤其可以著重骨盆腔的伸展，來矯正活絡骨盆並幫助其循環，增強免疫力。

1. 貓式呈跪趴狀將雙手掌、雙腳背、雙膝觸地，做爬行的姿勢，肩膀和手須成一直線垂直，吸氣時肩胛骨向內、頭抬高，脊椎骨向內凹，吐氣時將背圓起，呈現拱門狀，像貓一樣，保持 3 秒。

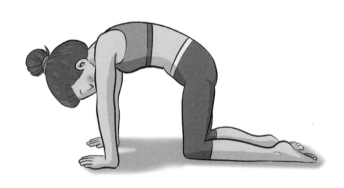

2. 橋式平躺在瑜珈墊上，屈膝讓腳掌踩地，手伸直平放於腰側，然後手掌推地，讓臀部發力向上抬高臀部，讓身體及大腿形成一條直線，大腿內側與臀部同時用力，停留 5 個呼吸循環。

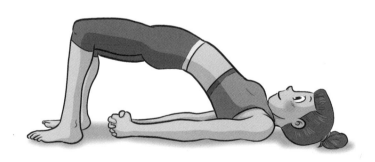

3. 下犬式雙膝跪地，手與肩同寬放瑜伽墊上，腳趾踩地，把膝蓋抬起、臀部後推，肩往下沉，頭自然下垂，盡可能拉長背部與抬高臀部，持續 5 個呼吸循環。

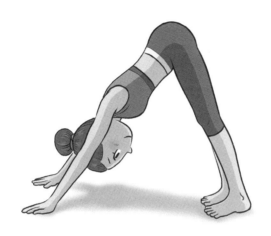

4. 鴿式低弓箭步開始，讓臀部慢慢慢坐下，骨盆擺正，左大腿向內旋，右腿放下、右小腿與墊子平行。將左腿向後伸直，讓身體呈一條直線。把上半身向上挺直，呈現一個後彎動作，完成鴿式。

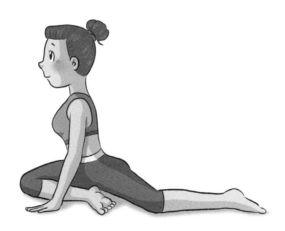

■ 穴位保養

每日用大拇指按摩以下穴位約 20 下，每下約 10 秒

1. 三陰交	2. 關元穴	3. 子戶穴
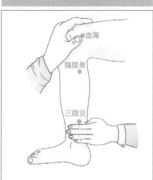	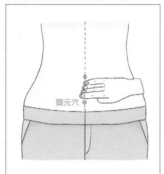	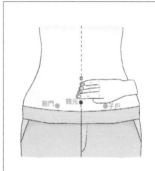
小腿內側，足內踝骨頂向上 3 寸，脛骨內側緣後方凹陷處。	下腹部臍正中線下 4 橫指處。	下腹部臍正中線下 4 橫指處，旁開 1.2 公分處。
屬脾經，調血室通胞宮，去經絡濕邪，為婦科要穴。	屬任脈，益腎溫下焦，回陽救逆。	屬腎經，調經利氣，溫宮保元。

臨床病例參考

陳女士72歲罹患卵巢癌，分期為T3N1M0，在高雄某大醫院於2017年2月11日手術，完成化療16次。但是於2022年11月16日復發，病理為high grade serous carcinoma，主要症狀為胃嘈雜，胃脘痛，全身痠痛，舌淡紅，脈沉。

經過3週用中藥和飲片調理後，胃痛緩解，食慾恢復，關節疼痛減輕，也能持續接受化療的療程，直至癌細胞完全消失，至今仍維持中醫調養，

科學中藥處方

散腫潰堅湯5g、血府逐瘀湯2g、柴葛解肌湯4g、半夏瀉心湯2g。

用藥說明

使用散腫潰堅湯來瀉火解毒、消堅散腫；血府逐瘀湯來活血化瘀，解鬱散結；柴葛解肌湯來清熱解肌，緩急止痛；半夏瀉心湯，和胃降逆，消痞除滿；諸藥合用，則清熱解毒，和胃益脾，化瘀消腫，以消腫瘤。

飲片加強處方

白朮2錢、茯苓4錢、黃耆4錢、西洋參3錢、刺五加3錢、葛根3錢、急性子4錢、青蒿3錢、龍葵3錢、宜梧根3錢、散血草4錢、乳香3錢、沒藥3錢、鱉甲5錢、枸杞3錢、大棗2錢。

用藥說明

- **用藥規則**：補中益氣、益脾和胃、清熱解毒、軟堅消積
- **宜梧根**：歸腎經，清熱涼血、解毒消腫，於卵巢作用佳。
- **鱉甲**：歸腎經，可滋陰清熱，軟堅散結。

▶【特別提醒】請勿自行配藥，須經中醫師辨證後開立，才能對症下藥！

子宮內膜癌

根據衛生福利部統計，子宮內膜癌的發生機率逐漸上升，在 20 年間上升至近乎 3 倍，成為女性排名第 6 的癌症，占台灣婦科癌症發生率第 2 名。子宮內膜癌好發從 40 歲後到 70 歲，平均發生年齡中位值為 52 至 54 歲左右，60% 發生在 50 歲之後，75 至 80% 的病人診斷出子宮內膜癌時，癌細胞仍侷限於子宮內，五年存活率高達 80 至 90%。

■ 致癌病因

雌激素（動情激素 estrogen）過度的刺激是導致子宮內膜癌最基本的因素，E2、E1 則易促使內膜增生，有增加子宮內膜癌的危險。

高風險因子

1. 不曾生育的女性、早於 12 歲有初經、超過 55 歲才停經，停經延後婦女發生內膜癌的危險性增加 4 倍。

2. 子宮內膜增生

大部分的原因是因動情激素（estrogen）對於子宮內膜長久地過度刺激造成，依照增生程度不同，轉變為癌症的機率不同，以非

典型細胞的複雜增生型會演變成癌症的機率最高，約 20 %。

子宮內膜的增生	轉變為癌症的機率
單純性增生 Simple Hyperplasia	1%
複雜性增生 Complex Hyperplasia	3%
非典型細胞的單純增生 Atypical Simple Hyperplasia	8%
非典型細胞的複雜增生 Atypical adenomatous Hyperplasia	20%

3. 多囊性卵巢症候群

　　表現為不排卵，而使子宮內膜長期處於厚度高、持續的雌激素作用之下，缺乏黃體素的調節和週期性的子宮內膜剝脫，而發生癌變。

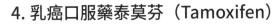

4. 乳癌口服藥泰莫芬（Tamoxifen）

　　泰莫芬（Tamoxifen）對子宮內膜有刺激增厚的作用，長期服用會增加子宮內膜癌的風險。

5. 不當的雌激素補充

　　若長期補充雌激素或是長期使用促進排卵藥物，像是更年期婦女，以致體內雌激素長期偏高，並且刺激內膜過度生長。

6. 環境荷爾蒙

烴類化學製品，俗稱「塑化劑」，會透過食物鏈循環影響病人，其中最常見的鄰苯二甲酸2-乙基己基酯（DEHP）具有環境荷爾蒙的特性，國際癌症研究中心將它歸為第2B級人類致癌因子，會干擾人類的內分泌系統。透過呼吸、飲食、皮膚接觸塑化劑超過每人每日耐受量，可能造成性器官的疾病，例如不孕、性功能障礙，甚至是癌症。

7. 肥胖

因為脂肪會幫忙把腎上腺分泌的雄激素轉換為雌激素，會讓雌激素的合成變多，而雌激素過多就容易得到子宮內膜癌。肥胖引起的十大癌症，第一名就是子宮內膜癌，肥胖的女性罹癌風險大增62%。

8. 個人史

曾患有大腸癌、直腸癌、乳癌的婦女。

9. 家族史

約20%內膜癌患者有家族史。或是家族有MLH1，MSH2基因突變，患子宮內膜癌的概率為40至60%。

10. 糖尿病

糖尿病患子宮內膜癌的危險比正常人增加2.8倍。

■ 常見症狀

1. 有 90%「異常的陰道出血」，而且最常發生在停經前後。

2. 小便困難或不適

3. 解便異常或便祕

4. 性交疼痛

5. 下腹腫脹疼痛

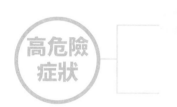

高危險症狀

1. 月經週期紊亂，長期持續性出血

2. 月經長久不來後突然大量出血

■ 醫學檢查

1. 血液檢查

腫瘤指數上升，包括 CA-125、CA19-9。

2. 陰道超音波

異常出血時可先做陰道超音波，檢查子宮內膜厚度。

3. 子宮鏡

可清楚查看子宮腔內膜情況，若有癌灶生長，能直接觀察病灶大小、生長部位、形態，並可取活組織送病理檢查。例如子宮內膜組織

切片，對可疑病灶作病理組織切片和細胞型態的檢查。子宮內膜搔刮術，內膜厚度過厚時，將刮除下來的組織送驗。

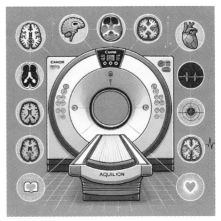

▲電腦斷層攝影。

4. 電腦斷層攝影／核磁共振攝影

可作為子宮外病灶的評估，確認有無淋巴結或是腹腔內轉移，作為期別判定，亦可作為後續追蹤有無復發之參考。

■ 病理分類

子宮是位於骨盆腔中空的梨形器官，是女性懷孕胎兒生長發育的地方，子宮內膜位於子宮內層。在女性的月經週期中，因雌激素變化會讓子宮內膜增厚，以利滋養胚胎。如果沒有懷孕，雌激素的量會下降，子宮內膜就會脫落成為月經。這個循環一直重複到更年期。其發生癌變的位置最常見於內膜部分。

子宮內膜癌的病理組織分類為：

1. 子宮內膜狀癌（endometrioidcarcinoma）：約佔 75-80%，預後較好
2. 漿細胞癌（serous carcinoma）
3. 黏液腺癌（mucinous carcinoma）

4. 亮細胞癌（clear cell carcinoma）

5. 透明細胞癌（glassy cell carcinoma）

6. 混合性惡性米勒式腫瘤（MMMT）…等。

■ 癌症分期

第 1 期	內膜癌侷限在子宮本身。
1a	內膜癌侷限在內膜。
1b	內膜癌侵犯到子宮平滑肌肉層，但小於二分之一的肌肉層。
1c	內膜癌侵犯到子宮平滑肌肉層，但大於二分之一的肌肉層。
第 2 期	**內膜癌侵犯到子宮頸，但還沒超過子宮以外**
2a	侵犯到子宮頸腺體
2b	侵犯到子宮頸腺體下組織
第 3 期	**內膜癌侵犯到子宮以外，但仍侷限於骨盆腔內**
3a	侵犯到子宮最外面的漿膜層或輸卵管與卵巢、或陽性腹腔內細胞學檢驗。
3b	侵犯到陰道
3c	侵犯到骨盆腔或主動脈旁之淋巴腺。
第 4 期	**內膜癌侵犯到膀胱或直腸黏膜，或遠端轉移**
4a	侵犯到膀胱或直腸黏膜
4b	遠端轉移，包括腹腔內擴散或腹股溝淋巴腺轉移

■ 西醫治療與可能副作用

手術治療

　　子宮內膜癌的治療是以手術的方式為主，手術的方式可選擇傳統開腹手術、腹腔鏡手術或達文西手術，配合化學治療，亦有搭配骨盆腔放射療法。主要包括全子宮切除及雙側輸卵管卵巢切除、雙側骨盆淋巴結摘除合併主動脈旁淋巴結摘除、腹腔內灌洗液的收集化驗。手術完後 3 個月內單手不可提超過 3 公斤，雙手超過 5 公斤，且不可劇烈運動，包括跑步、游泳、球類運動等，以免傷口癒合不良而出血。

化學治療

　　太平洋紫杉醇（Taxol）（參見肺癌）、順鉑（cisplatin）（參見肺癌）、卡鉑（carboplatin）（參見肺癌）、小紅莓（Epirubicine）（參見乳癌）、好客癌（Ifosfamide）（參見子宮頸癌）、微脂體小紅莓（Lipodoxorubicin）（參見乳癌）、癌康定（Topotecan）（參見卵巢癌），可破壞癌細胞生成，讓癌細胞凋零。

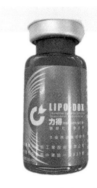

▲微脂體小紅莓
（Lipodoxorubicin）。

1. 腸胃道症狀：噁心、嘔吐、腹瀉、便秘等
2. 骨髓功能異常（白血球、血小板、血紅素低下）
3. 肝功能損傷：倦怠、肝炎。

4. 皮疹、甲溝炎

5. 末梢神經病變、四肢麻木刺痛感。（Paclitaxel 常見）

6. 腎功能損傷：蛋白尿、過濾率下降。（Cisplatin 常見）

7. 心臟受損：心悸、胸痛。（Epirubicine、Paclitaxel 常見）

8. 手足口症：四肢末端紅腫熱痛、龜裂出血。（Lipodoxorubicin 常見）

9. 出血性膀胱炎（hemorrhagic cystitis）：血尿、解尿疼痛。（Ifosfamide 常見）

標靶治療

注射針劑癌思停（Avastin），會阻斷血管新生，使癌細胞死亡。

副作用

1. 蛋白尿

2. 高血壓

3. 靜脈血栓

4. 腸胃道穿孔、腸阻塞

5. 傷口不容易癒合與容易出血

荷爾蒙治療

約有 15 至 33% 的患者對荷爾蒙治療有反應，主因為其腫瘤具有較強黃體素受體活性，因此對黃體素製劑也有較強反應。目前製劑包含以下幾種：

1. **福祿多錠 Medroxyprogesterone（Farlutal）**、麥格斯 Megestrol Acetate：是合成的黃體素製劑，可以藉由降低腫瘤細胞荷爾蒙接受體數目，改變並中止雌激素對這些癌細胞的作用，或直接對腫瘤細胞產生細胞毒害，來對抗腫瘤生長。

2. **泰莫西芬 Tamoxifen**：為雌性激素的阻斷劑，可以藉由和雌性激素互相競爭雌性激素接受體，並利用占據雌性激素接受體（estrogen receptor，ER）的方式，來阻止雌性激素與雌性激素接受體的結合，來抑制腫瘤生長，此種抗荷爾蒙藥物常用於雌性激素接受體（ER）陽性之乳癌患者，以減少癌症的復發與死亡率。

3. **芳香環轉化酶抑制劑 Aromatase inhibitors（Letrozole）（Femara 復乳納）**：用來阻斷患者體內周邊組織產生芳香環轉化分佈部位，如腎上腺、肌肉、肝臟、脂肪、及乳癌細胞本身所產生的雌激素。

副作用

1. 靜脈血栓
2. 陰道異常出血：（福祿多錠 Farlutal 偶見）
3. 血管性水腫：（福祿多錠 Farlutal 偶見）
4. 高血脂、糖尿病
5. 骨質疏鬆
6. 潮熱盜汗
7. 頭痛
8. 失眠
9. 憂鬱

■ 中醫互補治療與調養

子宮內膜癌在中醫是屬於石瘕的範疇。

《女科秘藥》:「石瘕症,因行經之後,寒氣自陰戶入,客於胞門,以致血凝,月經不行,而腹漸大,如懷胎狀,其婦壯盛,或半年之後,小水長自消,若虛弱婦,必成腫症。」

《諸病源候論》云:「八瘕者,皆胞胎生產,月水往來,血脈精氣不調之所生也…若經血未淨而合陰陽,即令婦人血脈攣急…結牢惡血不除,月水不時,或月前月後,因生積聚,如懷胎狀。」

《靈樞.水脹》:「石瘕生於胞中,寒氣客於子門,子門閉塞,氣不得通,惡血當瀉不瀉,衃以留止,日以益大,狀如懷子,月事不以時下,皆生於女子,可導而下。」

子宮內膜癌症屬於石瘕範圍,與情志內傷、飲食不節、房勞過度、或是產後、經期之氣血失調所導致,故常見於服用過多雌激素、不孕治療、肥胖、高壓環境下的婦女,這在中醫體質上屬於「痰瘀」的體質,因為壓力大產生肝氣鬱滯,或是過食肥厚高粱之物產生濕熱,體內經絡循行發生阻滯,進而破壞全身性代謝功能,產生內分泌絮亂,身體慢慢產生組織發炎的病變,而演變為痰瘀化熱的病理產物。故子宮內膜癌多由肝脾不和,衝任氣鬱失調,痰濕凝聚於胞宮或胞門而形成。

中醫互補療法原則

子宮內膜癌在中醫體質上多屬於「痰濕」的體質,平素喜冷飲造成濕邪瘀滯;肝鬱氣滯造成氣機不順,鬱結而生;下焦瘀血常淋瀝不

盡，導致瘀滯痰生，這些都會阻滯腎經循行，造成下焦的瘀血阻滯，纏綿而久，濕熱聚集成為腫瘤。臨床上會用薏仁、敗醬草清下焦濕熱，用蒲公英清熱並清除體內賀爾蒙，三稜、莪术來散結消腫。

手術期間中醫互補藥方

子宮手術後骨盆肌肉神經會受損造成殘餘韌帶組織纖維化，血液循環變差，而淋巴結多數被移除後，容易造成雙下肢淋巴水腫，可以用利濕化瘀的中藥，將氣滯血瘀疏通，回復正常循環，如茯苓、澤瀉、丹參等。並於術後 2 年內每日穿彈性壓力襪至少 8 小時，也有助於淋巴回流。

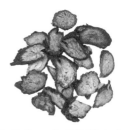

▲丹參，疏通氣滯血瘀，回復循環。

化療期間中醫互補藥方

太平洋紫杉醇（Taxol）較容易產生末梢神經病變，患者容易感到四肢麻木刺痛感，而且化療次數越多越嚴重，可服用舒筋活血中藥來消麻止痛，例如蠲痺湯、疏經活血湯、羌活勝濕湯等，亦可搭配每日服用高單位 B 群來修復神經。

白金類藥物順鉑（cisplatin）、卡鉑（carboplatin）可能會造成腎小管損傷，產生蛋白尿，所以都每次化療都要留 24 小時尿液來監測腎功能，可服用清熱利濕，分清化濁的中藥修復腎組織，增加腎擴清率，例如豬苓湯、五苓散、萆解分清飲等。若是腎功能已經異常，廓清率低於 40%，則需要根據體重調整藥物劑量，以 10 公斤一日約

可服用 1 克科學中藥為標準計算，減少腎臟代謝的負擔。

標靶治療期間中醫互補藥方

　　癌思停（Avastin） 會阻斷血管新生，造成腸胃出血或蛋白尿，所以要健脾益胃，清熱利濕，來強化腸胃黏膜並維持腎臟功能，給予保和丸、香砂四君子湯、五苓散、白芨等中藥。

荷爾蒙治療期間的中醫互補療法

　　福祿多錠（Farlutal）、麥格斯（Megestrol） 易產生靜脈血栓或是陰道異常出血，中醫可藉由清下焦熱、涼血止血來減少異常增生出血狀況，例如仙鶴草、知柏地黃丸，也能用一些活血化瘀的藥材來預防血栓的產生，例如三七、丹參。

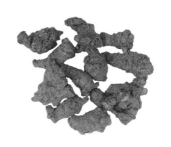

▲三七，清下焦熱、涼血止血，減少異常增生出血

■ 健康飲食

1. 子宮內膜癌的發生與荷爾蒙過度刺激有關，故禁食蜂王乳、紫河車、卵巢素等含賀爾蒙成分的食品。並應謹慎使用雌激素荷爾蒙治療。

2. 多食低脂肪飲食，所以要多吃瘦肉、雞蛋等，因為高脂肪食

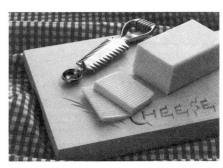

▲起司，含賀爾蒙刺激性，要少吃。

物含賀爾蒙刺激性，少吃起司、肥肉等。

3. 多吃五穀雜糧、蔬菜、新鮮水果，攝取含有 β 胡蘿蔔素和維生素 C 的食物，可以消除破壞細胞的自由基，避免氧化作用對細胞的傷害，對子宮內膜有保護效果。

4. 高溫炸、烤食物產生的丙烯醯胺，可使婦女罹患卵巢癌與子宮內膜癌的機率提高 2 倍，常見於煎炸、烘烤、麵包。

5. 忌食酒類，酒精是致癌一級（1A）的致癌物質。

■ 消除情緒壓力

長期的高壓力會使細胞長期暴露在這些壓力荷爾蒙之下，便會引發各種免疫反應，會產生大量的「細胞激素」，像是 TNF-α、IL-6 這類發炎性蛋白會增加發炎的可能性，從而損害免疫功能，促進癌細胞生長。中醫來說就是產生過於燥熱體質，肝火熾盛易聚積熱毒，且發作迅速，腫塊堅硬。故要學習心態放輕鬆，標準可期待，做事無負擔，認真輕鬆渡過每一天。

■ 運動型態

運動可以加速體內的新陳代謝，減少體脂肪，進而降低子宮內膜癌的肥胖風險因子。另外運動也能平肝理氣，疏通經絡循行使氣血順暢，增加腸胃消化吸收功能，使受傷細胞修復，增加各種細胞的再生能力，加強免疫力。

　　瑜珈多注重伸展平衡脊椎兩側的肌肉，以協助調節脊椎旁的自律神經，就能達到內分泌平衡，尤其可以著重骨盆腔的伸展，來矯正活絡骨盆並幫助其循環，增強免疫力。

1. 貓牛式

　　呈跪趴狀將雙手掌、雙腳背、雙膝觸地，做爬行的姿勢，肩膀和手須成一直線垂直，吸氣時肩胛骨向內、頭抬高，脊椎骨向內凹，為牛式；吐氣時將背圓起，呈現拱門狀，像貓一樣，保持 3 秒，為貓式。

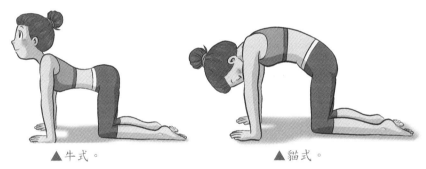

▲牛式。　　　　　　　　　　　　　　▲貓式。

2. 橋式

　　平躺在瑜珈墊上，屈膝讓腳掌踩地，手伸直平放於腰側，然後手掌推地，讓臀部發力向上抬高臀部，讓身體及大腿形成一條直線，大腿內側與臀部同時用力，停留 5 個呼吸循環。

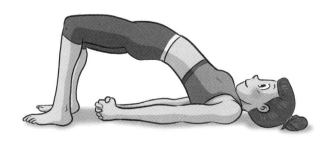

3. 下犬式

雙膝跪地，手與肩同寬放瑜伽墊上，腳趾踩地，把膝蓋抬起、臀部後推，肩往下沉，頭自然下垂，盡可能拉長背部與抬高臀部，持續5個呼吸循環。

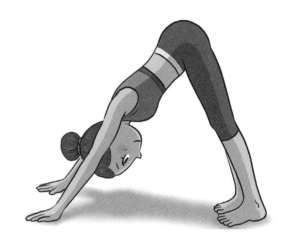

■ 穴位保養

每日用大拇指按摩以下穴位約 20 下，每下約 10 秒

1. 三陰交	2. 公孫穴	3. 陰陵泉
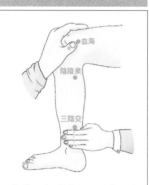	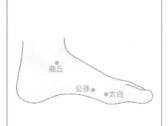	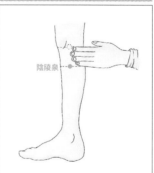
小腿內側，足內踝骨頂向上 3 寸，脛骨內側緣後方凹陷處。屬脾經，調血室通胞宮，去經絡濕邪，為婦科要穴。	足內側緣、第一蹠骨基底部的前下方凹陷處。屬脾經，可調血海，理衝脈氣機。	小腿內側，膝蓋下方，脛骨內側髁下方凹陷處。屬脾經，運化濕邪，調膀胱。

58 歲女性罹患子宮內膜癌於高雄某大醫院 2019 年 5 月 5 日手術，未作化放療，同年 6 月 15 日復發轉移肺部，2020 年 7 月 18 日就診中醫，再次手術切除，睡眠不佳，舌淡黯，脈弦。

經過 2 週用中藥和飲片調理後，睡眠改善，可熟睡並能快速入睡，無咳嗽或喘的狀況，吃喝正常，也能出門運動，於是持續服用中藥至今，定期回西醫門診追蹤無異常復發。

科學中藥處方

散腫潰堅湯 5g、血府逐瘀湯 4g、甘麥大棗湯 2g、三稜 1g、莪朮 1g、蒲公英 1g

用藥說明

使用散腫潰堅湯來瀉火解毒、消堅散腫；血府逐瘀湯來活血化瘀，解鬱散結；甘麥大棗湯來和中緩急，寧神安躁；三稜、莪朮，破血行氣，消積止痛；蒲公英，清熱解毒，消癰散結，諸藥合用，則瀉火解毒，和中行氣，活血化瘀消腫。

飲片加強處方

白朮 2 錢、茯苓 4 錢、黃耆 4 錢、西洋參 3 錢、刺五加 4 錢、薏仁 5 錢、丹參 3 錢、散血草 4 錢、急性子 4 錢、青蒿 3 錢、龍葵 3 錢、乳香 3 錢、沒藥 3 錢、莪朮 3 錢、薑黃 3 錢、海藻 3 錢、枸杞 3 錢、大棗 2 錢。

用藥說明

- **用藥規則**：補中益氣、益脾和胃、清熱解毒、軟堅消積
- **薏仁**：滲濕健脾、排膿消癰，於子宮作用佳。
- **薑黃**：可活血行氣，使瘀散滯通。

▶【特別提醒】請勿自行配藥，須經中醫師辨證後開立，才能對症下藥！

中西醫結合，
實現癌症療效的最大化！

徐樺宗（高雄市立中醫院 針灸科主任）

在西醫跟中醫執業近 20 年後，「重劍無鋒，大工不巧」，這是吳景崇主任給我感覺，治療癌症有無數種方法，吳主任則是結合中西醫學的優點來看待當今癌症治療的趨勢。

當吳主任提議說要整理有關中醫與西醫結合的書籍時，當下是十分的興奮及期待，中西醫結合的意義在於通過整合傳統中醫學和現代西醫學的優勢，為患者提供更加全面、個性化的醫療方案。中醫強調整體觀、陰陽平衡和自我調節的理論基礎，在疾病的預防和慢性病的調理上有其獨特性。而西醫的快速診斷、精準藥物治療和手術技術，在急性疾病和器質性病變方面具有無可替代的地位。

中西醫結合的必要性體現於互補性治療：中醫強調個體化療法，根據患者的體質、季節變化等制定治療方案；而西醫則提供了基於實證的治療方法。這兩者的結合能夠在處理某些複雜病症時實現療效的最大化。例如，在腫瘤治療中，中醫的扶正固本療法可以減輕西醫放

化療帶來的副作用，提升患者的生活品質。

　　現代醫學正在邁向精準醫療的時代，而中醫的辨證論治本質上就是一種個人化醫療，若能將中醫個別化的特質與西醫的精準技術結合，可以為患者量身定製更加有效的治療方案。儘管中西醫結合前景廣闊，但也面臨諸多挑戰，中醫強調陰陽、五行、氣血的理論，這些跟以解剖學和生物化學為基礎理論體系的西方醫學本質上有所不同，另外中醫的療效難以用西醫的雙盲實驗方法來進行精確評估。

　　如何能克服相關的困難，這本書開啟了中西醫結合的門，期許藉由大家的力量，消弭中西醫學的隔閡，再次感謝吳主任的邀請及在學習跟執業路上相關陪伴的人！

DR. Me 健康系列 HD0206

40 年臨床經驗

中西醫互補 根治癌症

中西醫共治，
讓慢性病化的癌症得到更好的療效！

作　　者／ 吳景崇、戴滋慧、徐樺宗
選　　書／ 林小鈴
主　　編／ 梁志君

行銷經理／ 王維君
業務經理／ 羅越華
總 編 輯／ 林小鈴
發 行 人／ 何飛鵬

出　　版／ 原水文化・城邦文化事業股份有限公司
　　　　　台北市南港區昆陽街 16 號四樓
　　　　　電話：02-2500-7008　傳真：02-2500-7579
　　　　　粉絲團網址：https://www.facebook.com/citeh2o
　　　　　E-mail：H2O@cite.com.tw
發　　行／ 英屬蓋曼群島商家庭傳媒股份有限公司城邦分公司
　　　　　台北市南港區昆陽街 16 號四樓
　　　　　書虫客服服務專線：02-25007718；02-25007719
　　　　　24 小時傳真專線：02-25001990；02-25001991
　　　　　服務時間：週一至週五上午 09:30-12:00；下午 13:30-17:00
　　　　　讀者服務信箱 E-mail：service@readingclub.com.tw
劃撥帳號／ 19863813　戶名：書虫股份有限公司
香港發行／ 城邦（香港）出版集團有限公司
　　　　　香港九龍土瓜灣土瓜灣道 86 號順聯工業大廈 6 樓 A 座
　　　　　電話：（852）2508-6231　傳真：（852）2578-9337
　　　　　電郵：hkcite@biznetvigator.com
馬新發行／ 城邦（馬新）出版集團
　　　　　41, Jalan Radin Anum, Bandar Baru Seri Petaling,
　　　　　57000 Kuala Lumpur, Malaysia.
　　　　　電話：603-9056-3833　傳真：603- 9057-6622
　　　　　電郵：service@cite.my

美術設計／ 劉麗雪
內頁繪圖／ 盧宏烈、陳虹樺
部分藥材照片提供／科達製藥股份有限公司 .
製版印刷／ 科億印刷股份有限公司
初　　版／ 2024 年 12 月 24 日
初版三刷／ 2025 年 01 月 16 日
定　　價／ 550 元

ISBN 978-626-7521-19-9 （平裝）
ISBN 978-626-7521-35-9 （EPUB）

國家圖書館出版品預行編目 (CIP) 資料

中西醫互補 根治癌症 / 吳景崇, 戴滋慧,
徐樺宗合著 . -- 初版 . -- 臺北市 : 原水文
化出版 : 英屬蓋曼群島商家庭傳媒股份
有限公司城邦分公司發行 , 2024.12
　面；　公分
ISBN 978-626-7521-19-9(平裝)

1.CST: 癌症 2.CST: 中西醫整合

417.8　　　　　　　　　　113015989

城邦讀書花園
www.cite.com.tw

有著作權・翻印必究（缺頁或破損請寄回更換）